Klaus Hartmann
Impfen, bis der
Arzt kommt

Klaus Hartmann

Impfen, bis der Arzt kommt

Wenn bei Pharma- konzernen Profit über Gesundheit geht

Mit 12 Abbildungen

HERBiG

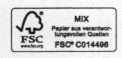

Sonderproduktion – 1. Auflage 2015

© F.A. Herbig Verlagsbuchhandlung GmbH, München 2012
Alle Rechte vorbehalten.
Umschlaggestaltung: Wolfgang Heinzel
Umschlagmotiv: getty-images, München
Satz: EDV-Fotosatz Huber/Verlagsservice G. Pfeifer, Germering
Gesetzt aus: Minion Pro 11/14,5 pt
Druck und Binden: GGP Media GmbH, Pößneck
Printed in Germany
ISBN 978-3-7766-5043-3

www.herbig-verlag.de

INHALT

VORWORT

Die Idee für dieses Buch entstand im Herbst 2009, als die Impfung gegen die neue Influenza H1N1 oder auch Schweinegrippe gerade öffentlich empfohlen wurde. Es war faszinierend zu sehen, wie ein bei Impfungen bislang nicht gekanntes Chaos ausbrach. Zwar hatte es schon früher öffentliche Empfehlungen für Impfungen gegeben, deren Sinn sich weder für den Laien noch für den Fachmann auf den ersten Blick erkennen ließ. Aber eine solch breite Diskussion über Viren, Impfungen, deren Inhaltsstoffe und die möglichen Nebenwirkungen war neu. Es brach etwas los, was Altkanzler Schröder als Kakophonie bezeichnet hätte. Massenweise Experten aller Art, die in den Medien berieten und warnten, was das Zeug hielt. Wer soll wann, wie oft und mit welchem Produkt geimpft werden? Oder sollte eine Impfung am Ende gar nicht notwendig sein?

Es zeigte sich nach einigen Monaten, dass die Schweinegrippeimpfung von der großen Mehrheit der Bevölkerung abgelehnt wurde und dass viele Millionen bestellter (und bezahlter) Impfdosen nicht verabreicht werden konnten. Größere Probleme im Sinne einer Masseninfektion traten während der so gefürchteten Pandemie nicht auf, im Gegenteil, die Pandemie entpuppte sich sogar als besonders milde Grippesaison. Ein Glücksfall. Selbstverständlich muss das bei der nächsten Pandemie keineswegs wieder so sein und selbstverständlich werden uns die gleichen Experten dann wieder warnen und so weiter und so weiter. Frei nach Sepp Herberger: Nach der Pandemie ist vor der Pandemie.

Doch eines bleibt: Verunsicherung. Die breite Bevölkerung wie auch die Ärzteschaft diskutierte im fast gleichen Maße über Sinn und Unsinn der Impfempfehlung. Das *Deutsche Ärzteblatt* sprach gar von einer »Vertrauenskrise«. Die dilettantische Kommunikation um die Schweinegrippeimpfung, hieß es dort, schade nicht nur dem Ansehen der beratenden Ärzte, sondern auch dem »Impfgedanken« als solchem. Es wurde befürchtet, die Bevölkerung könnte das Vertrauen in Impfaktionen nun generell verlieren. Keine unbegründete Befürchtung: Manch einem kam bei dem ganzen Aufruhr der Verdacht, dass mit der Schweinegrippeimpfung in erster Linie Geld verdient werden sollte. Und einige Wochen später wurde dann klar, dass nur etwa fünf Prozent der Menschen in Deutschland diese Impfung tatsächlich wahrgenommen hatten. Man verhandelte mit dem Hersteller um die Stornierung der viel zu vielen bestellten Impfdosen und die Frage kam auf, was mit dem bereits eingelagerten Impfstoff denn nun geschehen solle. Im August 2011 wurde mitgeteilt, der überschüssige Impfstoff solle als Sondermüll entsorgt werden – allein in Hessen 1,8 Millionen Impfdosen im Wert von 17,5 Millionen Euro.

Der Trend ist nicht zu leugnen: Immer mehr Impfstoffe gegen eine Vielzahl von Krankheiten überschwemmen den Pharmamarkt. Dabei haben die Hersteller längst den Kernbereich der »klassischen« Infektionskrankheiten verlassen und neue Ziele anvisiert. Beispielsweise ist derzeit eine Impfung gegen Bluthochdruck in der Zulassungsphase. Diese Entwicklung hat natürlich ihre Gründe.

Dieses Buch soll nun zeigen, was Impfstoffe zu so besonderen Arzneimitteln macht: für die Hersteller, die Behörden und den öffentlichen Gesundheitsdienst, für die Ärzte und für jeden Einzelnen, der schließlich die Entscheidung treffen muss, wenn eine neue Impfung zugelassen und empfohlen wird: »Soll ich oder soll ich lieber nicht?«

Aber Achtung: Dieses Buch ist kein Impfbuch im klassischen Sinn. Ich werde nicht den Versuch unternehmen, den öffentlich empfohlenen Impfkalender abzuarbeiten, wie es in zahlreichen Impfbüchern aus ganz unterschiedlicher Perspektive bereits getan wird. Bei den vielen Neuerungen, die in den nächsten Jahren kommen werden, würde das ohnehin nur zu einem schnellen Veralten des Buches führen. Sicherlich werde ich Beispiele für Entwicklungen geben, aus denen jeder für die eigene Entscheidung Schlüsse ziehen kann. Aber eine individuelle Beratung über Nutzen und Risiken bestimmter Impfungen soll und kann dieses Buch nicht ersetzen. Stattdessen will ich die Mechanismen der Zulassung und Empfehlung von Impfungen vorstellen und erläutern, da man diese im Prinzip auf jede Neuigkeit anwenden und zur Grundlage seiner Entscheidung machen kann, wenn man sich zusätzlich von seinem Arzt (oder aus anderen Quellen) über die Art der Erkrankung, gegen die geimpft werden soll, mit Informationen versorgt.

Auch ist dieses Buch keines, das man einem bestimmten Lager zuordnen kann. Die oft hitzig und emotional geführte Diskussion um Impfungen hat inzwischen zu recht klar voneinander abgegrenzten Gruppen geführt, die sich selbst als Impfgegner, Impfkritiker oder Impfbefürworter sehen. Dieses Schubladendenken ist natürlich Unsinn und hilft überhaupt nicht weiter. Sich gegenseitig als unwissenschaftlich, geldgierig, korrupt, verbohrt oder einfach als blöd zu bezeichnen, bringt uns alle nicht weiter bei der Beantwortung der Frage, um die es eigentlich gehen sollte: ob eine bestimmte Impfung mit einem bestimmten Impfstoff bei einem bestimmten Menschen in einer bestimmten Situation sinnvoll ist.

Positiv an der Kakophonie durch die Schweinegrippeimpfung ist die Tatsache, dass ein breites Interesse an Impfungen, ihren Inhaltsstoffen, ihrer Wirksamkeit und den Bewertungsmethoden ihrer Sicherheit entstanden ist. In den ARD-*Tagesthemen* einen

Animationsfilm über die Wirkungsweise eines sogenannten »Adjuvans« zu sehen, also eines immunologischen Impfstoff-Wirkverstärkers, war nur in Zeiten der Schweinegrippepandemie möglich. Aus meiner Sicht ist ein solcher Wissensdurst zum Thema Impfungen nur zu begrüßen, da nun Informationen zur Verfügung gestellt werden müssen, die man sonst nicht so einfach bekommt. Die Menschen wollen über die von Staat und Herstellern so dringend angeratenen Impfstoffe einfach mehr wissen – und auch über *unerwünschte* Wirkungen, die vor einer Impfung meist gar nicht so gern angesprochen werden (und hinterher auch nicht).

Dass der Umgang mit den sogenannten »kleinen Risiken« für die Politik und auch die Wissenschaft immer schwieriger wird, zeigt uns gut ein Jahr nach der Schweinegrippe die zuvor nicht wirklich für möglich gehaltene Reaktorkatastrophe in Japan. Die früheren Katastrophen in Tschernobyl und anderswo waren noch mit »uralter« Technik und schlampiger Wartung irgendwie erklärbar. Der GAU in Fukushima machte aber gerade im technikverliebten Japan deutlich, dass bestimmte Risiken nicht kalkulierbar sind und die Beteuerungen von Politikern und Betreiberfirmen samt ihren Wissenschaftlern und Technikern im Ernstfall nicht viel wert sind. In gewisser Weise sind die Verhältnisse bei Impfungen ähnlich. Auch hier haben wir es mit kleinen und sehr schwer kalkulierbaren Risiken für den Einzelnen zu tun, aber das Ergebnis kann für diesen Menschen dramatische Folgen haben. Gerade die Tatsache, dass bei Impfungen immer große Kollektive betroffen sind, lässt eben auch immer einige Betroffene mit seltenen Problemen zurück. Allerdings sind die Zusammenhänge natürlich schwerer zu identifizieren und zu bewerten als die Folgen einer »makroskopischen« Katastrophe mit rauchenden Trümmern. Ein nach einer Impfung verrücktspielendes Immunsystem ist da schon wesentlich diffiziler zu durchschauen und die sich stellende Kardinalfrage, ob denn nun wirklich die verabreichte Impfung oder etwas völlig anderes das Problem ausgelöst hat, gibt häufig Anlass zu Diskussionen unter Experten. Ende 2010 stellten Wissenschaftler um den prominenten israelischen Immunologen Yehuda Shoenfeld ein neues Syndrom vor, das als ASIA-Syndrom noch für viel Aufruhr sorgen wird. Das Kürzel ASIA steht für *autoimmmune syndrome induced by adjuvants* und bedeutet so viel wie »durch Impfungen verursachte Autoimmunerkrankung«. Möglicherweise steht uns eine Welle von Entschädigungsverfahren und Prozessen bevor, da hiervon Tausende von Menschen mit bisher unklaren chronischen Erkrankungen betroffen sein können.

Atomkraft mit den damit verbundenen Risiken scheint derzeit ein Auslaufmodell zu sein, zumindest in Deutschland. Auch für Impfungen werden die kleinen Risiken zum immer größeren Thema werden. In Zukunft werden sich viele Menschen durch die allzu optimistischen Einschätzungen von Politik und Pharmakonzernen bezüglich der Sicherheit beim Impfen nicht so einfach überzeugen lassen. Das Interesse an Restrisiken ist auch beim Impfen erwacht und ich möchte es mit den mir zur Verfügung stehenden Informationen weiter »füttern«.

Was erwartet Sie nun konkret in diesem Buch? Das Buch gliedert sich in sieben Abschnitte. Das erste Kapitel gibt einen kurzen Abriss über die Impfgeschichte. Ich werde die grundsätzlichen Ideen aufzeigen, die zur Entwicklung von Impfungen geführt haben. Viele dieser Ideen waren einfach gut. Das ist aus meiner Sicht unstrittig und konnte auch in klassischen Experimenten belegt werden. Allerdings gibt es einige grundsätzliche Regeln, die für Impfstoffe gelten müssen, wenn sie das Prädikat »gut und sinnvoll« beziehungsweise »Nutzen größer als Risiko« erhalten wollen.

Im zweiten Kapitel geht es dann in die mikrobiologischen Feinheiten. Wie funktioniert unser Immunsystem? Wo setzen die Impfstoffe an, wie wirken sie? Welche Unterschiede bestehen zwischen verschiedenen Impfstofftypen, was können sie leisten und was nicht? Und: Wo kommen nach derzeitigem Stand der wissenschaftlichen Erkenntnis die Probleme und Komplikationen her, die manche Menschen treffen?

Im dritten Kapitel verfolgen wir den Weg eines Impfstoffs von der Idee bis zur Zulassung als Arzneimittel. Welche Studien werden durchgeführt, wer macht sie und wer kontrolliert das Ganze? Und was bedeutet die sogenannte »öffentliche Empfehlung« einer neuen Impfung durch die Ständige Impfkommission am Robert-Koch-Institut (STIKO)?

Die Pharmakonzerne sind Thema des vierten Kapitels. Die Fragen hier lauten: Was macht die Impfstoffe für die Hersteller derzeit so attraktiv im Vergleich zu anderen Arzneimitteln? Wie wird ein neuer Impfstoff nach seiner Zulassung vermarktet? Welche offensichtlichen Tricks werden dabei angewendet? Wie arbeiten die Pharmaunternehmen mit Behörden und Wissenschaft zusammen, welche Verflechtungen und damit auch Interessenkonflikte gibt es hier?

Im fünften Kapitel geht es um Sicherheit. Gerade bei Impfstoffen wird ja sehr viel über Sicherheit geredet und es wird der Eindruck erweckt, als würden hier besonders strenge Maßstäbe gelten. Aber folgen dem Gerede auch tatsächlich intensive Anstrengungen, den Risiken auf den Grund zu gehen? Und was passiert im Fall der Fälle mit Menschen, die nach einer Impfung schwer krank werden? Vorgestellt wird in diesem Kapitel auch eine exemplarische Krankengeschichte, die zeigt, was im Einzelfall nach einer Impfung passieren kann und wie dann mit so einem Patienten umgegangen wird.

Kapitel sechs bringt die Dinge an zwei aktuellen Beispielen nochmals auf den Punkt: die Impfung gegen die Schweinegrippe und die Impfung gegen humane Papillomaviren (HPV) zum Schutz vor Gebärmutterhalskrebs. Die Mechanismen des Zusammenspiels zwischen Herstellern und Behörden und anderen Institutionen erkennt man an diesen Beispielen besonders gut.

Im siebten und letzten Kapitel wird ein Blick in die nähere und fernere Zukunft gewagt. Was muss passieren, damit das Impfen als Methode zur Verhütung von Krankheiten überleben kann? Was ist von den Beteiligten zu erwarten, was zu fordern? Wie sehen die zukünftigen Impfstoffe aus, oder besser, wie sollten sie aussehen? Zuletzt lege ich noch meinen ganz persönlichen Wunschzettel an Pharmakonzerne, Behörden, Wissenschaft und Impfkritik bei. Bei Beherzigung dieser Vorschläge würde sicherlich die Entscheidungsfindung bezüglich Impfungen in der Zukunft eine deutlich leichtere – für jeden von uns.

SO ÄNDERN SICH DIE ZEITEN

Edward Jenner oder von Kühen und Viren

Als Erfinder der ersten »echten« Impfung – der gegen die Pocken – gilt der englische Landarzt Edward Jenner (1749–1823). Im wissenschaftlichen Sinne ist das Wort »erfinden« nicht ganz zutreffend. Jenner war zwar ein guter Beobachter, hatte aber streng genommen keine Ahnung, was er da eigentlich tat. Zu seiner Zeit waren die heutigen Kenntnisse über die Ursachen von Infektionskrankheiten noch *science fiction* und Jenner lieferte mit der Publikation seiner Methode im Jahr 1789 auch noch keine Erklärung für den Erfolg seiner Impfung. Dass es funktionierte – das konnte er belegen. Aber warum? Der theoretische Teil kam erst gut 100 Jahre später mit der Entdeckung der ersten Mikroorganismen, der Bakterien, durch Robert Koch und seine Zeitgenossen. Allerdings waren auch Robert Koch und Louis Pasteur noch weit von der Entdeckung der Viren entfernt, zu denen der Erreger der Pocken gehört.

Die Pocken (oder auch Blattern, englisch *smallpox*) waren zu Jenners Zeit eine der größten Plagen der Menschheit. »Von der Liebe und den Pocken wird keiner verschont«, war die etwas fatalistische Lebensweisheit dieser Epoche. Nach einem wirksamen Heilmittel gegen die gefürchtete Erkrankung hatten Ärzte und vermutlich auch viele andere Gelehrte bis dahin vergeblich gesucht. Edward Jenner nun machte in seiner landärztlichen Praxis eine erstaunliche Beobachtung. Selbst wenn die Seuche noch so heftig grassierte, gab es eine Berufsgruppe, die ganz selten schwer an den Pocken erkrankte: Melkerinnen und andere Personen, die engen Kontakt zu Kühen hatten. Das brachte Jenner auf die Idee, dass möglicherweise eine vorherige Ansteckung mit den sogenannten Kuhpocken einen Schutz vor den sonst so gefürchteten *smallpox* vermitteln könnte.

Die Kuhpocken waren damals eine bei Rindern weitverbreitete Krankheit. Für Menschen waren sie ungefährlich und führten bei einer Ansteckung meist nur zu ein paar Pusteln an den Händen, etwas Fieber und geschwollenen Lymphknoten im Achselbereich. Nach einigen Tagen klangen auch diese Symptome ab. Schwerere Erkrankungen bei Menschen waren damals nicht bekannt.

Die Vakzination

Der grundsätzliche Gedanke, durch eine künstlich herbeigeführte milde Infektion vor den gefährlichen Verläufen der Pocken zu schützen, war für Jenner nichts Neues. So kannte man bereits aus Indien, China und der Türkei die Methode der Variolation. Dabei wurde Eiter aus Pusteln von nur leicht an Pocken erkrankten Menschen entnommen und Gesunden in die Haut eingeritzt. Man infizierte also absichtlich Gesunde in der Hoffnung, bei den so Behandelten werde die Erkrankung auch nur so leicht verlaufen wie bei dem Infektionsspender. Im Jahr 1721 fand die Variolation den Weg nach England und verbreitete sich auch dort zunehmend, da man im Fall der Pocken nach jedem Strohhalm griff, der Schutz zu versprechen behauptete.

Aus heutiger Sicht ist es durchaus vorstellbar, dass diese archaische Methode der »künstlichen« Infektion in einigen Fällen tatsächlich funktionierte. Voraussetzung war allerdings, dass der Behandelnde das richtige Händchen hatte, also zum Beispiel nicht zu tief in die Haut schnitt und nicht zu viel infektiöses Material verwendete. Und vor allem, dass der so Behandelte zuvor bei bester Gesundheit war. Ansonsten war die Gefahr groß, dass es durch die Variolation zu schweren Pockenerkrankungen beim »Geimpften« kam und dass sich auch seine Umgebung anstecken konnte. Nutzen und Risiko lagen hier sehr dicht beieinander.

Jenner war kein Freund der Variolation. Er beschritt einen anderen Weg und verwendete zum Immunisieren statt der echten Pockenviren die für den Menschen harmloseren Kuhpockenviren. Dass beide Virusstämme zu einer Familie gehören und sich immunologisch so ähnlich sehen, dass sie eine sogenannte »Kreuzimmunität« auslösen, war Jenner natürlich nicht bewusst. Aber auch ohne es zu wissen, hatte er somit den ersten echten Lebendimpfstoff erfunden. Da er sich seiner Sache sicher war und man trotz der weiterhin eifrig angewendeten Variolation dringend ein besseres Konzept gegen die Pocken brauchte, schritt er zur Tat.

Aus einer Eiterpustel am Arm einer mit Kuhpocken infizierten Melkerin stellte er einen Impfstoff her. Am 14. Mai 1796 impfte er damit den gesunden achtjährigen James Phibbs. Wie es auch bei der Variolation üblich war, ritzte Jenner den Impfstoff in die Haut des Jungen ein und beobachtete in den folgenden Tagen eine lokale Reaktion an den Impfstellen. Die Reaktion klang ab und James Phibbs blieb gesund. Um nun zu beweisen, dass bei James tatsächlich eine Immunität gegen die »echten« Pocken bestand, war der Arzt nicht zimperlich: Er infizierte den Jungen mit einer Dosis Pockenviren und beobachtete den weiteren Verlauf. James blieb auch danach gesund. Ein drastisches Vorgehen, das Jenners Zeitgenossen aber auf eine verständliche Art zeigte, dass bei James tatsächlich eine Immunität gegen Pocken vorlag.

Zu Ehren der Kuh (lateinisch *vacca*), die ihn letztlich auf den genialen Gedanken gebracht hatte, nannte Jenner sein neues Verfahren *vaccination* (Vakzination). Es sollte noch zwei Jahre dauern, bis er 1798 seinen berühmten Bericht *An Inquiry into the Causes and Effects of the Variolae Vaccinae* (Untersuchungen über die Ursachen und Wirkungen der Kuhpocken) veröffentlichte. In diesem inzwischen als wissenschaftlichen Klassiker gefeierten Bericht beschrieb er seinen Impfstoff und die Vermutung, damit einen deutlich besseren Stoff zum Immunisieren als »echte« Pockenviren gefunden zu haben.

Das Experiment mit James Phibbs war zwar ein eindrucksvoller Erfolg. Aber auch die Anhänger der Variolation hatten ihre Erfolge zu berichten. Außerdem bildeten sie die bereits etablierte Fraktion, die den damaligen wissenschaftlichen Kenntnisstand definierte. Es entbrannte eine kontroverse Diskussion, in der sich schließlich Anfang des 19. Jahrhunderts die Vakzination Jenners aufgrund der deutlich besseren Verträglichkeit durchsetzte und auf dem europäischen Festland immer breitere Anwendung fand. Im Jahr 1807 wurde in Bayern als erstem Land die Jenner'sche Impfung als Pflicht eingeführt. Es folgten viele weitere Länder. Mit dem Reichsimpfgesetz wurde 1874 schließlich die Pflicht zur Pockenschutzimpfung im ganzen Deutschen Reich festgeschrieben. Diese Pflichtimpfung umfasste eine Erstimpfung im frühen Kindesalter (bis zum 3. Geburtstag) und eine Wiederholungsimpfung im 12. Lebensjahr. Die Herstellung der Impfstoffe war im Deutschen Reich den staatlichen Impfanstalten vorbehalten.

Eine Idee macht Schule

Bei zunehmender Anwendung wurde klar, dass auch die Kuhpockenimpfung nicht frei von schweren Nebenwirkungen war. Bei Menschen mit Hautausschlägen kam es häufiger zu schweren Erkrankungen, die den echten Pocken sehr ähnlich sahen und nicht selten ähnlich schwer verliefen. Gefürchtet waren besonders bei Kindern die Komplikationen, die im Gehirn auftraten und die später als postvakzinale Enzephalitis, d.h. nach der Pockenimpfung auftretende Gehirnentzündung, traurige Berühmtheit erlangten.

Von diesen Dingen konnte Edward Jenner noch nichts ahnen, als er mit der Vakzination eine deutliche Verbesserung gegenüber der vorher verwendeten Variolation einführte. Seine Idee, durch eine »kleine« Kuhpockeninfektion eine »große« Menschenpockenerkrankung zu verhindern, gehörte zu den revolutionärsten und sicherlich besten, die die Medizin zu dieser Zeit hervorgebracht hat, zumal das beliebteste therapeutische Vorgehen bei der Mehrzahl schwerer Erkrankungen nach wie vor aus Aderlässen und dubiosen Giftkuren aller Art bestand.

Jenners Idee inspirierte viele nachfolgende Ärzte und Wissenschaftler. Man wandte sich stärker einer Heilkunde zu, die auf empirischer Beobachtung basierte. Dieser Ansatz war zwar nicht gänzlich neu, noch nie aber hatte er bei einer so schweren Erkrankung wie den Pocken zu so klarem Erfolg bei so vielen Patienten geführt. Jenner hatte außerdem das Glück (wieder ohne es zu ahnen), an einen Erreger geraten zu sein, der tatsächlich durch eine weltweite Impfkampagne völlig zum Verschwinden gebracht werden konnte. Der Grund dafür liegt in der Beschaffenheit des Menschenpockenvirus. Es ist genetisch sehr stabil und kann nur Menschen befallen. So kam es trotz aller Impfkomplikationen durch die Pockenimpfung zu einer bislang einzigartigen Erfolgsgeschichte: Der letzte natürliche Erkrankungsfall von Pocken trat 1977 in Somalia auf; in Deutschland war bereits seit den späten 1950er-Jahren kein Fall von Pocken mehr gemeldet worden.

Eine pockenfreie Welt, fast

Eines der ersten Themen der 1972 gegründeten Ständigen Impfkommission am Robert-Koch-Institut (STIKO), von der noch ausführlich zu sprechen sein wird, war denn auch die Diskussion, ob man die Pflichtimpfung gegen Pocken nicht abschaffen könne. Schließlich war der Impfstoff mittlerweile bekannt für eine Vielzahl schwerwiegender unerwünschter Wirkungen. Ab 1975 empfahl die STIKO die Erstimpfung für Kinder nicht mehr, ab 1976 wurde die Pockenimpfung in Deutschland generell nicht mehr empfohlen. 1980 rief die Weltgesundheitsorganisation WHO offiziell die Ausrottung (Eradikation) des Pockenvirus aus natürlichem Vorkommen aus. Seitdem gilt die Welt als pockenfrei. Das Virus existiert nun offiziell nur noch in zwei Laboratorien in Russland und den USA. Allerdings wurde nach den Anschlägen vom 11. September 2001 auch das Pockenvirus auf gespenstische Art und Weise wieder lebendig. Aus Angst vor bioterroristischen Angriffen, für die auch Pockenviren verwendet werden könnten (wenn diese denn in der Hand von Terroristen wären), wurde sowohl in den USA als auch in Deutschland wieder gefriergetrockneter Pockenimpfstoff gekauft und in verschiedenen geheimen Depots eingelagert. Das Paul-Ehrlich-Institut wurde beauftragt, eine CD-ROM zu erstellen, auf der die Durchführung und die Nebenwirkungen der Pockenimpfung beschrieben werden, um den heute praktizierenden Ärzten gegebenenfalls eine Immunisierung der Bevölkerung zu ermöglichen. Allerdings wurde die CD-ROM bisher nicht an die Ärzteschaft verschickt – anscheinend lag noch keine wirklich ernst zu nehmende bioterroristische Bedrohung vor. So bleibt das Kapitel der Pocken und der Pockenimpfung hoffentlich weiterhin geschlossen.

Die Geburtsstunde der modernen Mikrobiologie

Das große Dreigestirn der deutschen Bakteriologie bilden noch heute die drei Nobelpreisträger Robert Koch (1843–1910), Paul Ehrlich (1854–1915) und Emil von Behring (1854–1917), wobei Robert Koch zusammen mit dem Franzosen Louis Pasteur (1822–1895) als Begründer dieser modernen Wissenschaft gilt. Die Entdeckung der Mikroorganismen in Gestalt von Bakterien, die man bei bestimmten Erkrankungen regelmäßig finden konnte, revolutionierte das gesamte medizinische Denken. Das Jahr 1878, in dem Pasteur sein zentrales Werk *Les Microbes* veröffentlichte, wird deshalb auch als »Geburtsjahr der Parasitologie« gefeiert. Kurz zuvor hatte Robert Koch in dem fast schwarzen Blut von Tieren, die an Milzbrand (Anthrax) verendet waren, mit speziellen Färbemethoden stäbchenförmige »Bazillen« gefunden, die er für die Erreger der Erkrankung hielt. Mehr und mehr setzte sich unter den Forschern und Ärzten die Erkenntnis durch, dass solche Kleinstlebewesen Krankheiten bei Mensch und Tier auslösen können, und es begann eine regelrechte Jagd auf die Mikroben. 1882 wurde Robert Koch nochmals fündig, als er den Erreger der Tuberkulose entdeckte. Sofort keimten unglaubliche Hoffnungen auf ein baldiges Ende dieser gefürchteten Erkrankung auf.

Genährt wurde dieser Optimismus durch eine Reihe wissenschaftlicher Revolutionen, welche die zweite Hälfte des 19. Jahrhunderts prägten. Nicht nur auf dem Gebiet der Biologie, sondern auch in der Chemie und der Physik wurden Entdeckungen gemacht, die enorme Technologiesprünge erlaubten. Elektrizität, Radioaktivität, neue Einsichten in die Struktur von Materie und Energie ließen alles möglich und machbar erscheinen. Der Glaube an Wissenschaft und Technik ersetzte mehr und mehr die Religion. In der Bakteriologie hieß das: War ein Erreger für eine Erkrankung erst gefunden, so war es nur noch ein kleiner

Schritt hin bis zum »Sieg« beziehungsweise bis zur Eradikation, der Ausrottung der Krankheit. Schon das gewählte militaristische Vokabular sollte die Entschlossenheit demonstrieren, mit der man gegen die feindlichen Mikroben vorzugehen gedachte – koste es, was es wolle.

Die Serumtherapie

Allerdings mussten die Bakteriologen der ersten Stunde bald erkennen, dass die Beschreibung eines Erregers noch keineswegs den Triumph über die von ihm ausgelöste Erkrankung bedeutete. Intensiv widmete sich Robert Koch dem Kampf gegen die Tuberkulose und entwickelte 1890 das Tuberkulin, doch das Heilmittel konnte die hohen Erwartungen nicht erfüllen. Auch Behring und Ehrlich, die sich 1891 in Kochs Berliner Institut für Infektionskrankheiten kennenlernten, waren neuen therapeutischen Möglichkeiten auf der Spur. Während Ehrlich zunächst noch das Wachstum von Bakterien mit Farbstoffen, vor allem Methylenblau, bremsen wollte, entwickelte Behring den vielversprechenden Ansatz der Serumtherapie. Ausgehend von der Tatsache, dass manche Tierarten durch eine Infektion mit bestimmten Erregern nicht krank wurden, andere aber erkrankten und starben, fragte er sich, was die nicht erkrankten Spezies schützt. Erste Tests führte Behring mit Ratten durch, die nicht an Milzbrand erkrankten, obwohl er sie mit hohen Keimdosen infiziert hatte. Behring stellte fest, dass ihr Blutserum, d.h. ihr Blut ohne die zuvor herausgefilterten Blutkörperchen, auch außerhalb ihres Körpers Kulturen von Milzbrandbakterien inaktivieren konnte. Infizierte er anschließend Meerschweinchen mit diesen Bakterien, so erkrankten auch diese nicht an Milzbrand. Zusammen mit dem Japaner Kitasato Shibasaburo (1853–1931), der ein Meister im Präparieren und Blutabnehmen bei kleinen Tieren war, experimentierte er weiter. Dabei stieß Behring auch bei der Diphtherie und beim Wundstarrkrampf (Tetanus) auf solche schützenden Faktoren im Blutserum von Ratten. Diese Erkrankungen stellten damals eine erhebliche Gefährdung der menschlichen Gesundheit dar. Diphtherie konnte bei schwerem Verlauf zu einem Zuschwellen des Halses und damit zum Ersticken führen. Die Krankheit wurde deshalb »Würgeengel der Kinder« genannt, als letzte Rettung blieb oftmals nur der berühmt-berüchtigte Luftröhrenschnitt. Einen Sieg über diese schreckliche Krankheit oder zumindest eine Möglichkeit der Behandlung wünschten sich die Menschen deshalb sehnsüchtig herbei.

Die Entdeckung der Toxine

Behring und Kitasato experimentierten weiter mit Meerschweinchen. Sie entdeckten, dass das Serum von Tieren, die eine Infektion mit Diphtheriebakterien überlebt hatten, auch andere Meerschweinchen sicher vor dem Tod durch eine höhere Keimdosis bewahrte, wenn man ihnen zuvor das »Schutzserum« spritzte. Analog zu seinen Versuchen mit Ratten und Milzbrandbakterien wollte Behring nun mit seinem Meerschweinchenserum zeigen, dass auch angezüchtete Bakterienkulturen mit Diphtherieerregern durch das spezielle Serum inaktiviert werden konnten. Überraschenderweise blieb hier aber der Erfolg aus. Die Bakterien zeigten sich von dem Serum völlig unbeeindruckt und vermehrten sich in ihrer Kultur munter weiter. Wie konnte es sein, dass das Serum nicht die Vermehrung der Bakterien verhinderte, aber trotzdem ganz offensichtlich vor der Krankheit schützte? Behring und Kitasato erkannten: Das Problem waren nicht die Bakterien selbst; die eigentlichen Übeltäter waren die bakteriellen Toxine – Stoffwechselprodukte der Erreger, die für den Menschen giftig sind und für den klinischen

Verlauf bestimmter Erkrankungen die entscheidende Rolle spielen.

Ähnliche Zusammenhänge mit einem bakteriellen Toxin als eigentlichem Krankheitsauslöser konnten Behring und Kitasato auch beim Wundstarrkrampf (Tetanus) nachweisen. Nach einer ganzen Serie von Tierversuchen, die alle eindeutige Ergebnisse zeigten, ermunterte Robert Koch die beiden, ihre Entdeckungen zu veröffentlichen. Am 4. Dezember 1890 erschien ihr Aufsatz »Über das Zustandekommen der Diphtherie-Immunität und der Tetanus-Immunität bei Thieren« in der *Deutschen Medizinischen Wochenschrift*. Darin wurde die Serumtherapie erstmals ausführlich und zusammenhängend dargestellt.

Behring setzte nun alles daran, aus diesem experimentellen Ansatz eine Therapie für die Diphtherie bei Kindern zu entwickeln. Das Problem waren die viel zu geringen Mengen an »Schutzserum«, das man mit dem Immunisieren von Meerschweinchen gewinnen konnte. Also lag der Gedanke nahe, größere Tiere mit mehr Blut zu immunisieren. Behring testete zunächst einen Hammel. Später wählte man Pferde, um den steigenden Bedarf an Diphtherieserum zu decken. Klar, dass diese frühe Form der Massenproduktion eines immunbiologischen Arzneimittels nicht mehr im Labor bewerkstelligt werden konnte. Deshalb kam es ab 1893 zu einer ersten Zusammenarbeit mit den Farbwerken in Höchst, einer großen chemischen Fabrik, die die Bedeutung der industriellen Arzneimittelherstellung erkannt hatte.

Das Diphtherieserum war ein riesiger Erfolg und machte Behring und Kitasato berühmt. Man pries Behring im Volksmund als den »Retter der Kinder« und zeichnete ihn für seine Arbeit mit dem ersten Medizin-Nobelpreis der Geschichte aus, der im Jahr 1901 vergeben wurde. Robert Koch folgte als Nobelpreisträger im Jahr 1905, Paul Ehrlich 1908. Von seinem Preisgeld finanzierte Behring die Gründung seiner eigenen pharmazeutischen Fabrik zur Herstellung größerer Mengen des Diphtherieserums. So ent-

standen 1904 im Marburg benachbarten Marbach die Behringwerke, die lange Zeit der größte Impfstoffhersteller Deutschlands
waren und heute zum Schweizer Pharmakonzern Novartis gehören.

Paul Ehrlichs Verdienst im Rahmen der Serumtherapie waren
Lösungen bei der Frage der richtigen Dosierbarkeit des Immun-
serums für Diphtherie. Er befasste sich als Erster intensiv mit
der möglichen Struktur der schützenden Serumbestandteile und
lieferte schließlich auch die theoretischen Grundlagen, die die
immunisierende Wirkung des Serums erklären konnten. Dabei
entwickelte Ehrlich die sogenannte »Seitenkettentheorie«, die
als erste »echte« Erklärung immunologischer Vorgänge betrachtet werden muss. Ehrlich vermutete, dass an bestimmten Serum-
bestandteilen spezielle molekulare Seitenketten angebracht sind.
Diese könnten nach dem Schlüssel-Schloss-Prinzip mit genau
dazu passenden Strukturen auf den bakteriellen Toxinen eine
chemische Reaktion eingehen und die Toxine dadurch entgiften.
Zu diesem Zeitpunkt war das eine unglaublich weitsichtige Beschreibung, die von der heutigen Kenntnis über neutralisierende
Antikörper nicht weit entfernt ist. Paul Ehrlich sprach in diesem
Zusammenhang gerne von den »Zauberkugeln«, die sich im Organismus ihr Ziel selbst zu suchen scheinen.

Später war Ehrlich auch einer der ersten Forscher, die klar erkannten, dass nicht alle Infektionskrankheiten sich auf dem
Wege der Serumtherapie behandeln ließen. Im Jahr 1910 produ-
zierte er mit dem arsenhaltigen Präparat *Salvarsan* zur Behandlung der Syphilis Schlagzeilen. Somit machte er sich nicht nur
als Mitbegründer der Immunologie einen Namen, sondern auch
als Begründer der Chemotherapie, welche damals allerdings gegen Infektionen wie Syphilis und nicht zur Behandlung von
Krebs gedacht war. Wie schon bei den Seren gegen Diphtherie
und Tetanus wurde die Herstellung von *Salvarsan* im großen Stil
von den Farbwerken in Höchst durchgeführt.

Kuschinsky lässt grüßen

»Wenn behauptet wird, dass eine Substanz keine Nebenwirkungen zeigt, so besteht der dringende Verdacht, dass sie auch keine Hauptwirkungen hat«, so äußerte sich 1966 Gustav Kuschinsky (1904–1992). Der Mainzer Pharmakologe galt – das ist unschwer zu erraten – als kritischer Geist, der sich euphorischen Berichten über neue Arzneimittel nicht sofort anschloss, sondern immer zunächst seinen viel zitierten Satz verlauten ließ. Zwar hatten die Serumtherapien vor allem bei der Diphtherie und in geringerem Umfang auch beim Tetanus deutliche Erfolge gebracht. Aber je breiter diese Immunseren nun angewendet wurden, desto häufiger traten auch Probleme mit der Verträglichkeit auf.

In einer 1941 erschienenen Biografie von Behring wird ein dramatischer Nebenwirkungsfall beschrieben, der exemplarisch für die zunehmenden Komplikationen bei der Serumanwendung steht. Hier heißt es: »Da aber trat Anfang 1896 in Berlin ein Fall von eigenartiger Tragik ein. Dreizehnhundert Flaschen einer Diphtherie-Serum-Reihe waren im Handel und bereits größtenteils verspritzt. Da ereignete sich plötzlich Folgendes bei einem Kind, das das gleiche Serum erhielt: An dem anderthalbjährigen Söhnchen des Professors L. in Berlin wurde, weil das Mädchen des Hauses an Rachendiphtherie oder einer dafür gehaltenen Affektion erkrankt war, eine Schutzimpfung mit Behringschem Serum vorgenommen; kurze Zeit danach trat bei vollständigem Wohlbefinden plötzlich der Tod ein. Der unglückliche Vater ließ sich im überwallenden Schmerze hinreißen, in der Todesanzeige den plötzlichen Tod als ›infolge einer Einspritzung des Behringschen Heilserums zur Immunisierung‹ zu bezeichnen. Der Staatsanwalt griff ein und beschlagnahmte den Rest des Serum-Fläschchens, das dem Lager in der Charité-Apotheke entstammte, denn es schien so, als ob irgendein Mittel, das in Hunderttausenden von Fällen gut vertragen worden war, hier plötzlich bei einem anscheinend gesunden Kind den Tod hervorgerufen haben sollte. Und doch war offenbar alles in Ordnung. Die Obduktion zeigte, dass kein Fehler vorgekommen war und dass es sich um eine ganz besondere Art der Reaktion des Kindes gehandelt haben musste.«[1]

Diese frühe Beschreibung einer schweren und tragischerweise auch tödlichen allergischen Reaktion auf das in Pferden hergestellte Diphtherieserum zeigt klar, was heute wie zu Behrings Zeiten für alle Impfstoffe gelten muss: dass immer eine klare Abwägung zwischen dem therapeutischen Nutzen und den bestehenden Risiken getroffen werden muss. Gerade die Tatsache, dass man über die eigentlichen Vorgänge im Immunsystem bei der Immunisierung nicht viel wusste, machte diese Abwägung damals oft schwierig. Reaktionen wie die oben beschriebene konnten meist nicht vorausgesagt werden. Aber auch heute noch reagiert das Immunsystem des Menschen häufig anders, als Forscher und Ärzte es erwarten. Die aktuellen Erklärungsmöglichkeiten für viele Allergien und Autoimmunerkrankungen sind noch immer als eher bescheiden zu bezeichnen. Dies und andere Details der Immunologie werden genauer im nächsten Kapitel dargestellt.

Doch zurück zur Diphtherie und ihrer Behandlung. Immer deutlicher wurden zwei Probleme der Serumbehandlung, die aus heutiger Sicht nichts anderes als eine »passive« Impfung mit bereits fertigen neutralisierenden Antikörpern gegen das Diphtherietoxin war: Zum einen traten durch das Pferdeserum immer häufiger allergische Komplikationen wie die Serumkrankheit und allergische Schockzustände (Anaphylaxien) auf. Das lag daran, dass das Serum ja nicht vor einer Infektion mit den Diphtheriebakterien schützte, sondern nur vor den Wirkungen des Toxins. Weil also durch die Impfung keine Immunität gegen den Erreger entstanden war, konnten Kinder durchaus mehrmals an Diphtherie erkranken. Hatten sie aber schon einmal

Pferdeserum erhalten und das Immunsystem war gegen dieses fremde Eiweiß sensibilisiert, so traten in vielen Fällen allergische Reaktionen auf. Dadurch war die Serumtherapie meist nur einmal wirksam durchführbar. Zum anderen war die Menge des Heilserums wegen der komplizierten Herstellung aus dem Blut immunisierter Pferde noch immer sehr begrenzt. Fazit: Die Diphtherie war zu Anfang des 20. Jahrhunderts nach wie vor eine weitverbreitete Krankheit und eine der häufigsten Todesursachen der Kinder.

Aus Passiv wird Aktiv

Die Übertragung fertiger neutralisierender, schützender Antikörper, die das Immunsystem eines Tieres oder eines anderen Menschen nach einem »feindlichen« Antigenkontakt (durch überstandene Erkrankung oder Impfung) gebildet hat, nennt man, wie gesagt, eine »passive« Impfung. Sie kann bei Verdacht auf Ansteckung zum Schutz oder auch zur Behandlung der schon ausgebrochenen Erkrankung durchgeführt werden. Gut ist, dass die Wirkung sofort einsetzt. Schlecht ist, dass die Antikörper nur wenige Wochen wirksam bleiben. Behrings Serumtherapie war also eine klassische passive Impfung, bei der der geimpfte Mensch nicht selbst (aktiv) Antikörper gegen einen bestimmten Eindringling bildete, sondern eben die von anderen gebildeten Antikörper mit deren Serum eingeimpft bekam (passiv).

Natürlich lag die Idee nahe, statt der Pferde oder Meerschweinchen lieber direkt Menschen zu immunisieren und damit das Problem des artfremden Serums und der zahlreichen allergischen Reaktionen zu lösen. Auch bei diesen Überlegungen war wieder die Diphtherie die erste Erkrankung, bei der man zu brauchbaren Ergebnissen kam. Die Herausforderung bestand darin, das aus den Bakterien gewonnene Diphtherie-Toxin chemisch so zu verändern, dass es zwar eine weniger giftige Verbindung ergab, die aber trotzdem gute immunologische Eigenschaften haben sollte.

Dieses Problem ist im Übrigen eines der grundsätzlichen bei der Planung und Herstellung eines jeden neuen Impfstoffs. Man braucht einen sogenannten »antigenen« Anteil von etwas, gegen das man impfen will, und dieser Antigenanteil muss vom Menschen möglichst gut vertragen werden. Gleichzeitig aber soll eine gut schützende und messbare Reaktion des Immunsystems im Körper des Patienten erfolgen, die für den Geimpften möglichst ohne unangenehme Erscheinungen über die Bühne geht. In diesem Punkt klaffen aber auch bei modernen Impfstoffentwicklungen Anspruch und Wirklichkeit häufig auseinander. Das Immunsystem ist einfach schlauer, als es den Forschern und Entwicklern lieb ist. Eine Substanz, die nach Jahrmillionen der evolutionären Entwicklung unseres Abwehrsystems als »nicht bedrohlich« bzw. als gut verträglich identifiziert wird, löst in der Regel auch keine wesentliche Immunreaktion aus, die später vor der Erkrankung schützen soll. Das heißt im Klartext: Es nutzt beim Impfen rein gar nichts, wenn ein Antigen im Impfstoff verabreicht wird, das aus Gründen der Verträglichkeit keine ausreichende Antikörperbildung oder andere Immunreaktion beim Geimpften hervorruft. Und den Spagat zwischen guter Verträglichkeit und immunologischer Wirksamkeit zu schaffen, klappt bei der Impfstoffentwicklung eher selten richtig gut.

Vom Toxin zum Toxoid

Bei der Diphtherieimpfung kam es 1924 zu einem Durchbruch. Dem Franzosen Gaston Ramon (1886–1963) gelang es am Pariser Institut Pasteur als Erstem, ein abgeschwächtes Diphtherie-Toxin herzustellen, das trotz seines entschärften Infektionspotenzials das Immunsystem aktivieren konnte. Ramon hatte dazu echtes Toxin mit Formalin behandelt und festgestellt, dass es sich durch diese Behandlung zu einem sogenannten »Toxoid« wandelte, das in Tierversuchen offenbar gut verträglich und auch schützend (immunogen) war.

Bereits wenige Monate nach der Entdeckung des Diphtherie-Toxoids begann die kanadische Firma Connaught mit der industriellen Herstellung und Testung dieses ersten aktiven Impfstoffs. Im Oktober 1925 wurde der Connaught-Impfstoff Kindern in sechs kanadischen Provinzen verabreicht. Wegen der ermutigenden Ergebnisse wurde anschließend unter der Leitung von Dr. John G. Fitzgerald, dem wissenschaftlichen Direktor von Connaught, zwischen 1926 und 1930 in Toronto eine Impfkampagne mit etwa 36 000 Kindern durchgeführt und im Rahmen einer Studie ausgewertet. Die Ergebnisse sprachen eine klare Sprache: Nach dieser Studie führte die Anwendung der Toxoid-Impfung zu einem drastischen Rückgang sowohl der Erkrankungs- als auch der Todesfälle. Solche Ergebnisse wurden und werden noch immer gerne grafisch dargestellt, weil der Betrachter den dramatischen Einfluss der Impfung gut erkennen kann und soll. Grundsätzlich gilt zwar auch hier die alte Regel: »Traue keiner Statistik, die du nicht selbst gefälscht hast«, da diese Untersuchung vom Hersteller des neuen Impfstoffs selbst durchgeführt worden ist und sich in den zugänglichen Berichten über diese Studien keine Angaben über irgendwelche Probleme finden lassen. Allerdings ist die Darstellung der Erkrankungshäufigkeiten im Fall der Diphtherie vermutlich tatsächlich nicht weit von der Realität entfernt. Diphtherie war zu dieser Zeit immer noch eine sehr häufige und gefährliche Erkrankung und der in der Grafik deutlich erkennbare Rückgang der Fallzahlen nach Einführung der Toxoid-Impfung 1926 steht natürlich mit dieser in Zusammenhang, wenn die Studie wissenschaftlich korrekt durchgeführt wurde.

1 Diphtherie in Toronto, Kanada

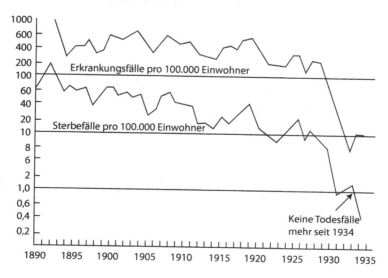

Erkrankungshäufigkeit und Sterblichkeit in den Jahren 1905 bis 1936. Der Einfluss der Diphtherieimpfung wird ab 1926, dem Beginn der Impfkampagne, deutlich.

Mit anderen Worten: Diese erste große, mit einem »inaktivierten« Impfstoff durchgeführte Studie dokumentierte eine enorme Wirksamkeit. Die Erfolge dieses ersten Diphtherieimpfstoffs führten dazu, dass der Sieg über diese »Geißel der Menschheit« weltweit öffentlich gefeiert wurde. Der Impfstoff setzte sich in nahezu allen entwickelten Ländern der Erde durch. Letztlich kann man sogar sagen, dass auf genau diesen frühen Ergebnissen unser grundsätzliches Vertrauen in den großen Nutzen der Impfungen insgesamt beruht.

Halten wir fest: Der Diphtherieimpfstoff enthielt als wirksamen Bestandteil ein chemisch verändertes Bakteriengift und verhinderte nicht die Infektion, sondern die schwere klinische Erkrankung. Das aber schien er zuverlässig zu tun, wenn die damals erhobenen Daten stimmen. Und die Tatsache, dass die Diphtherie in Deutschland heute praktisch nicht mehr vorkommt, ist sicher ebenfalls ein Mitverdienst des Toxoid-Impfstoffs. Klar erscheint in diesem Zusammenhang aber auch die Tatsache, dass die Erreger der Diphtherie durch die Toxoid-Impfung niemals »ausgerottet« werden können. Mit solchen Impfstoffen wird sich also nicht wie bei den Pocken ein endgültiger Triumph über die Erreger erringen lassen, sondern die Impfungen müssen immer weiter durchgeführt werden.

Verstärkung durch Adjuvantien

Ganz ähnlich wie bei der Diphtherie entwickelten sich die Dinge bei der Tetanusimpfung. Behring hatte ja bereits ein Tetanusheilserum entwickelt, das mittels immunisierter Pferde hergestellt wurde. Doch der Bedarf an solchem Serum zur Behandlung der vielen Tetanusfälle im Ersten Weltkrieg war durch das Pferdeserum nicht zu decken. Der Weltkrieg mit seinen unzähligen Verletzten und den vielen Fällen von Wundstarrkrampf übte einen gewissen Druck auf die Wissenschaft aus, auch beim Tetanus zu effektiveren Schutzmethoden zu kommen. Somit war die Entwicklung der Tetanusimpfung auch ein Projekt mit einer enormen militärischen Bedeutung, da die Generäle aller Nationen ihre Soldaten gern gegen die gefürchtete Erkrankung immunisiert gesehen hätten.

Wieder kamen die ersten Ergebnisse aus dem Institut Pasteur und wieder von Gaston Ramon, der ja schon Erfahrung mit der Abschwächung von Diphtherie-Toxin gesammelt hatte und sein Verfahren mit der Formalinbehandlung einfach auch beim Tetanus-Toxin ausprobierte. Und siehe da: Wieder hatte Ramon Erfolg, auch wenn die Immunogenität (die Antikörperbildung durch das Immunsystem des Geimpften) nicht so gut war wie im Fall des Diphtherie-Toxoids. Trotzdem war auch das Tetanus-Toxoid eine segensreiche Erfindung, die in den Armeen der Welt schnell Einzug hielt. Es galt der Grundsatz »Besser als nichts«, mit dem aber die Wissenschaft nicht zufrieden sein konnte. Man wollte die Immunisierungsergebnisse optimieren. Dazu musste geklärt werden, wie man die Antikörperbildung nach Verabreichung des Toxoids verbessern konnte. Mediziner und Biologen machten sich intensiv auf die Suche nach dem ersten immunologischen Wirkverstärker, dem Adjuvans (lateinisch *adjuvare*: helfen, unterstützen). Diese Suche wurde rein experimentell durchgeführt, was bedeutet, dass eine Vielzahl von Tierversuchen notwendig wurde. Die Impfstoffforscher mischten dem Tetanus-Toxoid so ziemlich alles bei, was gerade zur Verfügung stand, und beobachteten die immunisierende Wirkung bei Versuchstieren.

Einer der Pioniere auf diesem Sektor war der Brite Alexander Thomas Glenny (1882–1965), der im Jahr 1926 erstmals unlösliche Aluminiumverbindungen ausprobierte. Die Ergebnisse mit diesen Aluminiumverbindungen zeigten die besten immunologischen Effekte, zunächst mit Aluminium-Kalium-Sulfat (Alum), später mit Aluminiumhydroxid oder Aluminiumphosphat. Der aus Ungarn stammende Amerikaner Jules T. Freund (1892–1960) experimentierte dagegen mit Bakterienextrakten und Öl-Wasser-Emulsionen, da beides einen immunologischen Verstärkereffekt zeigte. Am heftigsten reagierten die Versuchstiere auf eine Kombination aus aufgelösten Mycobakterien in einer Mineralöl-Wasser-Emulsion. Das Produkt wurde als »komplettes Freund'sches Adjuvans« berühmt. Verwendete man nur die Öl-Wasser-Emulsion, so sprach man von einem »inkompletten Freund'schen Adjuvans«. Wegen der sehr starken Schmerzen der Versuchstiere nach der Injektion von Freund'schem Adjuvans wurde allerdings die Anwendung in den 1990er-Jahren verboten. Für ihre Verdienste wurde Glenny 1944 in die britische Royal Society berufen und Freund erhielt 1959 den renommierten Albert Lasker Award for Basic Medical Research.

Im Zusammenhang mit der Schweinegrippeimpfung war von dem Phänomen Immunverstärkung durch Adjuvantien oft und ausführlich die Rede, insbesondere von deren Potenzial, unerwünschte immunologische Effekte hervorzurufen. In Nachrichtensendungen wurde versucht, mithilfe von Animationsfilmen die Wirkungsweise dieser Impfstoffverstärker zu erklären. Zwangsläufig sind alle diese Erklärungsversuche recht einfache Modelle von tatsächlich viel komplizierteren Vorgängen. Doch das Verrückte an der Sache ist: Die genaue Wirkungsweise der Adjuvantien ist bis heute nicht im Detail wissenschaftlich geklärt. Glenny und Freund jedenfalls glaubten, die Wirkungsweise der Adjuvantien bestehe hauptsächlich darin, dass der Impfstoff durch das Adjuvans länger an der Injektionsstelle verbleibe, quasi als eine Art Depot. Durch diese verzögerte Freisetzung des Antigens wiederum, so vermuteten sie, hätten die Zellen des Immunsystems mehr Zeit, die »Eindringlinge« zu identifizieren.

Diese Auffassung hielt sich weitgehend ungeprüft für mehr als 60 Jahre. Genaueres wusste man nicht und auch die Forschungsanstrengungen hielten sich in Grenzen. Warum sollte man dafür auch Gelder ausgeben? Die Aluminiumadjuvantien funktionierten ja in der Praxis einwandfrei. Wegen dieser recht dürftigen allgemeinen Kenntnislage wurden die Adjuvantien später auch gern als das *dirty little secret* der Immunologen und Impfstoffforscher bezeichnet.

Doch zurück zur Optimierung der Tetanusimmunisierung: Bei der Suche nach einem Verstärker des Tetanus-Toxoids wurde man bei den Aluminiumverbindungen (Alum, Aluminiumhydroxid und Aluminiumphosphat) fündig. So wurde der Tetanus-

Toxoid-Impfstoff mit Aluminiumadjuvans ein echter Impfstoff-klassiker. In den vielen Jahren seines im Prinzip unveränderten Bestehens wurde er an Millionen Menschen aller Altergruppen eingesetzt. Bei komplett Immunisierten traten so gut wie keine Fälle von Tetanus mehr auf. Auch hier haben wir es also mit einer echten Erfolgsgeschichte zu tun.

Tetanus, die allgegenwärtige Gefahr

Tetanus ist eine recht spezielle Erkrankung, bei der sich ein Blick auf die Abläufe lohnt, um den Wert der neutralisierenden Antikörper so richtig schätzen zu lernen.

Die Tetanusbakterien (Clostridium tetani) sind uralte Überlebenskünstler, die in Staub und Dreck sogenannte »Sporen« bilden, also ausgetrocknete Dauerformen, die ohne Probleme Jahre überstehen. Die Sporen werden wieder aktiv, wenn sie einen für sie günstigen Lebensraum erreichen. Meist ist das der Darm vieler Säugetiere, wo die Clostridien ohne Schaden für den Wirt existieren können.

Wenn nun aber Tetanusbakterien in eine tiefere offene Wunde, in der Gewebe gequetscht und zerstört wurde, eindringen (und das ist fast immer der Fall), so vermehren sich die Erreger lokal im Wundbereich, sofern kein Sauerstoff vorhanden ist. Das aber kann bei allen tieferen Wunden leicht passieren. Es entstehen Areale, die in der Tiefe nicht mehr durchblutet sind und nach oben hin sozusagen luftdicht abgeschlossen werden. Durch die fehlende Durchblutung kommen auch die Zellen des Immunsystems nicht gut in diese Zone, sodass die Keime ungestört ihre Tetanus-Toxine (das Wichtigste heißt Tetanospasmin) ausscheiden können. Dieses Gift ist ein aus zwei Ketten bestehendes Eiweißmolekül und gelangt per Diffusion auch in die Bereiche, die die Wunde umgeben. Hier kann nun eine Auseinandersetzung mit dem Immunsystem stattfinden und bereits vorhandene Antikörper können in dieser Randzone das Tetanospasmin erkennen, sich daran binden und damit die Toxinwirkung neutralisieren. Ohne neutralisierende Antikörper dringt das Gift durch die Membran der Synapsen der motorischen End-platten (also an den Stellen, wo Nervensignale auf die Muskulatur übertragen werden) ein und wandert durch die feinen Nervenfasern bis zum Rückenmark. Hier kommt es durch die Giftwirkung zu einer Blockade eines speziellen Nervenzelltyps, der hemmenden Interneurone. Fallen diese wichtigen Steuerzellen einer »wohldosierten« Muskelakti-vierung aus, dann werden die normal geplanten Bewegungsabläufe zu Krämpfen.

Nach einer Inkubationszeit von durchschnittlich zwei bis vier Wochen treten die ersten klinischen Symptome wie Unruhe, Zittern (Tremor), Schwitzen und Schreckhaftigkeit auf und verstärken sich immer mehr. Das Vollbild des Wundstarrkrampfes besteht dann aus einem den ge-samten Körper betreffenden Hartspann (Hypertonus) der Muskulatur. Oft reichen geringfügige Reize aus, um bei den Patienten schwere Krämpfe auszulösen. Auch die Atemmuskulatur ist von diesen Krämp-fen betroffen, sodass der Erkrankte an einer Atemlähmung oder einer Lungenentzündung versterben kann. Der typische Gesichtsausdruck des Tetanuskranken ist das Teufelsgrinsen (Risus sardonicus). Es be-ruht auf einem Spannungszustand der Gesichtsmuskulatur, den der Patient willentlich nicht mehr beeinflussen kann. Besonders schrecklich ist, dass die Großhirnrinde in der Regel nicht von der Erkrankung be-troffen ist, weshalb der Patient sie bei vollem Bewusstsein erlebt. Auch bei hochmoderner intensivmedizinischer Betreuung sterben rund ein Viertel aller Erkrankten am Tetanus. Bei Neugeborenen, die sich über die Wunde am Nabel infizieren, liegt die Sterblichkeitsrate (Letalität) bei annähernd 100%. Eine echte Therapie für Tetanus gibt es bis heute nicht. Dies alles zeigt, wie wichtig der Schutz durch neutralisierende Antikörper im Falle von Tetanus ist.

Der Trick der Wirksamkeit des Impfstoffs ist beim Tetanus die Kombination aus Toxoid und Adjuvans. Damit wird eine deutlich stärkere Antikörperbildung provoziert als durch das echte Toxin. Diese neutralisierenden Antikörper binden das Tetanus-Toxin im Blut, noch bevor es überhaupt an seinem Rezeptor andocken und Unheil auslösen kann. Hier ist die Impfung also sogar »immunogener« als das Originalantigen. Dies hat mit Sicherheit eine Vielzahl übler Erkrankungen verhindert. Allerdings gilt für die Tetanusimpfung, dass sie nicht vor der Infektion mit den Keimen, sondern nur vor der Erkrankung schützt. Zudem handelt es sich um eine rein individuelle Schutzmaßnahme, die keine soziale Komponente hat. Man schützt durch eine Impfung nur sich selbst. Eine Ansteckung beziehungsweise Ausbreitung von Mensch zu Mensch kommt beim Tetanus nicht vor.

Die Toxoid-Impfstoffe gegen Tetanus und Diphtherie sind der Idee nach gute Produkte und ihre Wirksamkeit ist sowohl experimentell als auch durch den Rückgang der Erkrankungen belegt. In Bezug auf diese Impfstoffe hat allerdings auch der bereits zitierte Kuschinsky recht. Sowohl bei der Tetanus- als auch bei der Diphtherieimpfung (oder deren Kombination) gibt es natürlich unerwünschte Wirkungen. Das Immunsystem ist so individuell wie der Mensch, der es besitzt. Stimuliert man das Immunsystem von Millionen von Menschen mit einem Impfstoff, so reagieren einige garantiert anders als die Mehrheit. Warum genau das so ist, konnte bisher noch nicht wirklich beantwortet werden. Zu den unerwünschten Wirkungen – der Begriff »Nebenwirkung« wird von den Experten für Arzneimittelsicherheit ungern gebraucht, weil eine Nebenwirkung ja auch durchaus positiv, also erwünscht sein könnte – wird später noch einiges zu sagen sein.

Fortschritte der Impfstoffentwicklung

Den Toxoiden (gegen Tetanus und Diphtherie) folgte in der Impfhistorie eine ganze Reihe von inaktivierten Impfstoffen, deren immunologisches Ziel nicht mehr ein giftiges Stoffwechselprodukt, sondern der Erreger der Erkrankung selbst war. So wurden beispielsweise bereits 1926 die ersten Prototypen des Keuchhustenimpfstoffs (Pertussis-Ganzkeim-Vakzine) entwickelt und die erste Impfung gegen Tuberkulose folgte kurz darauf.

Vor allem die Entdeckung vieler Viren als Ausgangspunkt von Infektionskrankheiten brachte immer neue Entwicklungen ins Rollen. Viren sind ja bekanntlich nochmals wesentlich kleiner als bakterielle Erreger und haben auch einige andere Besonderheiten, die sie für Impfstoffforscher sehr attraktiv machen. Jedoch kam es in der Zeit des Zweiten Weltkriegs nicht zu wesentlichen Neuerungen auf dem Impfstoffsektor, obwohl auch diesmal wieder Politik und Militär aus Gründen der biologischen Kriegsführung an medizinischen Fortschritten interessiert waren. Kurz erwähnt werden sollen in diesem Zusammenhang die grausigen und menschenverachtenden Impfstoffversuche zu Fleckfieber und Hepatitis epidemica, die von nationalsozialistischen »Ärzten« in Konzentrationslagern durchgeführt wurden.[2]

Erst nach dem Krieg nahm die Forschung wieder volle Fahrt auf. 1955 entwickelte Jonas Salk (1914–1995) in Pittsburgh, USA, als Erster einen wirksamen Impfstoff gegen die durch Viren verursachte Kinderlähmung (Poliomyelitis), den er angeblich zunächst an sich selbst testete. Es handelte sich um einen inaktivierten Impfstoff (Totimpfstoff), bei dem die Polioviren mit Formalin abgetötet und dann als Antigen gespritzt wurden. Der neue Impfstoff wurde 1955 offiziell zugelassen und kurz darauf landesweit zur Verabreichung zur Verfügung gestellt. Doch nur wenige Wochen nach Beginn der Routineverwendung des inaktivierten Impfstoffs in den USA kam es zu einem schweren Zwischenfall, der das Vertrauen in das Produkt nachhaltig erschütterte. Die industriellen Herstellungsverfahren für inaktivierte Impfstoffe waren noch neu und wegen des enormen Bedarfs hatten auch eine ganze Reihe von Herstellern mit der Produktion begonnen, die keine große Erfahrung in der Impfstoffherstellung vorweisen konnten. Durch einen Fehler bei der chemischen Behandlung zur Inaktivierung der Viren gelangten daher auch nicht inaktivierte Polioviren in den fertigen Impfstoff. Dadurch wurden mehrere Hunderttausend Kinder mit Poliomyelitis infiziert. Es kam zu 51 Fällen von dauerhaften Lähmungen (Paralytische Polio) und fünf Todesfällen. Dieser nach dem Hersteller Cutter Laboratories benannte *Cutter Incident* gilt als einer der schwersten Arzneimittelskandale in den USA.

Im Jahr 1962 folgte ein von Albert Sabin (1906–1993) entwickelter Lebendimpfstoff gegen Kinderlähmung, der den großen Vorteil besaß, dass er oral angewendet wurde (Schluckimpfung) und nicht wie Salks Impfstoff gespritzt werden musste. Das kam den kleinen Patienten natürlich entgegen. So sollte es auch nicht lange dauern, bis die Impfkampagnen gegen Kinderlähmung in vielen Ländern auf diesen einfacher anzuwendenden Impfstoff umgestellt wurden.

Weitere Meilensteine der Impfstoffentwicklung waren die Lebendimpfstoffe gegen Masern im Jahr 1964, gegen Mumps 1967 und gegen Röteln 1970. Diese drei abgeschwächten Viren wurden dann später zu einer Kombinationsimpfung zusammengefasst, die auch heute noch breite Anwendung als MMR-Impfstoff findet.

Auch an wirksamen Grippeimpfstoffen wurde seit den 1940er-Jahren intensiv gearbeitet, wobei man sich hier sehr schwer tat, die sich ständig verändernden Viren immunologisch in den Griff zu bekommen (was ja auch heute noch das größte Problem der Grippeimpfstoffe darstellt).

Dann folgte nochmals eine Welle von neuen inaktivierten Impfstoffen wie gegen das durch Zecken übertragene Frühsommer-
Meningoenzephalitis-(FSME-)Virus (1981), gegen Hepatitis A
(1996) und B (1991), 1993 gegen das Bakterium Haemophilus
influenzae Typ b (Hib), gegen Meningokokken (1991) und gegen
Pneumokokken (2001). Ganz neue Entwicklungen, die unseren
heutigen Impfdiskurs bestimmen, sind die Impfungen gegen humane Papillomaviren (HPV), die Gebärmutterhalskrebs verhindern sollen, und die pandemischen Grippeimpfstoffe, die gegen
neue Typen von Grippeviren helfen sollen. Diese beiden Impfstoffe werden später noch ausführlicher vorgestellt. Zweifelsfrei
haben wir damit das Ende der Fahnenstange noch lange nicht
erreicht. Eine Vielzahl neuer Impfstoffe werden in den nächsten
Jahren eine Zulassung erhalten.

Aktion erzeugt Reaktion

Aber nochmals kurz zurück ins letzte Jahrhundert. Der Kampf
gegen die Bakterien bekam mit der Entdeckung des Penicillins
durch Alexander Fleming (1881–1955) einen neuen Schub und
eröffnete eine völlig neue Dimension. Verkürzt gesagt, sind ja
Bakterien im Gegensatz zu den Viren »komplette« Lebewesen,
die über einen eigenen Stoffwechsel verfügen. Das aber macht
sie in gewisser Weise auch angreifbarer. Antibiotika wie Penicil-
lin nützen solche Schwächen aus und können Bakterien auf verschiedenen Wegen abtöten oder zumindest ihr Wachstum bremsen.
Auch bei den Viren werden immer mehr chemische Waffen (Virustatika) eingesetzt, die die Ausbreitung der Erreger von Zelle
zu Zelle stoppen sollen, und je mehr Kenntnisse man über spezielle Vorlieben eines Virus besitzt, desto besser lassen sich solche
Medikamente entwickeln und einsetzen – zum Beispiel der

Wirkstoff Aciclovir gegen Lippenbläschen, die durch das Herpes-simplex-Virus hervorgerufen werden, oder eine Kombination aus verschiedenen antiviralen Wirkstoffen bei der Behandlung von HIV-Infektionen. Allerdings sollte man die Bakterien (und natürlich auch die Viren) keinesfalls unterschätzen. Bei ihnen handelt es sich um die vermutlich älteste Lebensform auf der Erde. Bakterien haben sich so gut wie alle Lebensräume erschlossen.

Dennoch – nach der erfolgreichen Entwicklung verschiedener Antibiotika und Impfstoffe gegen bestimmte Bakterien wurde in den 1970er-Jahren recht vollmundig verkündet, die bakteriellen Infektionskrankheiten des Menschen seien im Prinzip besiegt. Leider wurde nach einigen Jahren klar, dass hier eine völlige Fehleinschätzung vorgelegen hatte. Bakterien wurden zunehmend resistent gegen Antibiotika. Unter dem knallharten evolutionären Selektionsdruck entwickelten sie eine enorme Vielfalt an Abwehrstrategien. Angesichts der sehr kurzen Generationszeiten setzten sich die resistenten Stämme schnell durch. Inzwischen hat man erkannt, dass neue Antibiotika keinesfalls breit und unkritisch eingesetzt werden sollten, wenn man sie als wirksame Waffe gegen Bakterien zumindest eine Zeit lang behalten will. Natürlich hören das die Hersteller nicht so gern, weil ein limitierter Einsatz auch limitierte Gewinne bedeutet. Allerdings kann man über die hohen Preise für neue Antibiotika auch bei sinnvoller, d.h. zurückhaltender Anwendung Rendite erzielen. Aber es ist nicht zu leugnen, bei den Pharmakonzernen hat sich auf dem Sektor der Antibiotika eine gewisse Ernüchterung breitgemacht. Deshalb suchte man nach neuen Feldern und stellte abermals Überlegungen an, wie man auch bakteriellen Infektionen mit Impfstoffen beikommen könnte. Doch auch hier besteht ein grundsätzliches Problem: die Anpassungsfähigkeit der Gegner, mit denen man es zu tun hat. Weder Viren noch Bakterien geben sich leicht geschlagen.

Erlauben Sie mir einen kleinen Exkurs: Gerade haben wir noch im Jahr 2009 den 200. Geburtstag von Charles Darwin gefeiert; auch das 150-jährige Jubiläum seiner Veröffentlichung *Die Entstehung der Arten* wurde ausgiebig gewürdigt. Ich wage zu behaupten: Die kürzeste und treffendste Zusammenfassung aller von Darwin vorgebrachten Gedanken und Fakten findet sich vermutlich in dem Film *Jurassic Park*. Dort lässt Regisseur Steven Spielberg seinen Wissenschaftshelden Jeff Goldblum sagen: »Das Leben findet immer einen Weg.« Genau das wird später vielen Protagonisten zum Verhängnis und endet zum Teil sogar tödlich.

Fakt ist: Wann immer auf der Erde sich Leben entwickelte, so ging es um Anpassung. Und das auf beiden Seiten. Die meisten Bakterien und Viren sind für den Menschen völlig harmlos und gegen die paar vorhandenen »Bösewichte« haben wir im Laufe der Zeit ein schlagkräftiges Abwehrsystem aufgebaut. Dieses Immunsystem kann sich Veränderungen ständig weiter anpassen. Es ist lernfähig. Aber, wie gesagt, auch die »Bösewichte« verändern sich ständig und versuchen, unsere Abwehr zu überlisten. Bleiben wir bei Darwin, so bedeutet diese Auseinandersetzung puren Überlebenskampf. Krankheit und Tod durch Mikroorganismen sind der evolutionäre Motor zur Perfektionierung unseres Immunsystems. Dies wird selten offen gesagt. Der Evolution einfach ihren Lauf zu lassen würde bedeuten, dass immunologisch Schwache aussortiert würden. Das wäre zwar vermutlich im Sinne der Natur, aber in unserer Kultur und angesichts unserer wissenschaftlichen Möglichkeiten, in solche Abläufe gezielt einzugreifen, ist es natürlich völlig inakzeptabel, diese »Schattenseite« der Evolution tatenlos hinzunehmen.

In Bezug auf die Tierwelt sind wir da wesentlich weniger pingelig als bei uns selbst. Beim Nachdenken, wie ich meine Überlegungen veranschaulichen und politisch korrekt ausdrücken könnte, fielen mir die Tierfilme aus meiner Kindheit ein. Jeder kennt diese Szenen, wenn ein schwaches oder krankes kleines Tier alleine durch den Wald oder Dschungel hetzt, gejagt von einem größeren, stärkeren. Als Kind hatte ich immer die Hoffnung, dass jemand kommen und das Kleine retten würde. Schließlich, so viel verstand ich ja schon, wurde das Ganze gefilmt. Es waren also definitiv mögliche Retter in der Nähe. Stattdessen aber kam mit zuverlässiger Regelmäßigkeit eine gruselige Stimme aus dem Off, die so etwas sagte wie: »Ja, ja, die Natur ist grausam ...« An dieser Stelle hielt ich mir dann die Augen zu, wohl wissend, was kommen würde.

Der Wunsch, in solche schicksalhaften Abläufe einzugreifen, ist aus meiner Sicht völlig korrekt und legitim. Durch die Möglichkeiten, die uns die Entwicklung unseres Gehirns bietet, ist ja auch schon vieles Realität geworden, was vor 100 Jahren noch völlig undenkbar erschien. Aber, und damit kommen wir wieder zu den Impfstoffen, man muss bestimmte evolutionär entstandene Systeme wie zum Beispiel unser Immunsystem mit dem allergrößten Respekt betrachten. Es kann leicht nach hinten losgehen, wenn man glaubt, man könnte hier mit ein paar Tricks Wunderdinge vollbringen. Zumal, wenn man sie wie im Fall der Adjuvantien selbst gar nicht richtig versteht. Wir sollten uns immer der Tatsache bewusst sein, dass das Immunsystem Fehler manchmal nicht verzeiht. Im schlimmsten Fall kann es passieren, dass unsere Abwehr sich gegen uns selbst wendet. Die daraus resultierenden Erkrankungen, sogenannte Autoimmunerkrankungen, können das Leben der betroffenen Menschen komplett verändern.

Zusammenfassung

Die Grundidee der Impfungen ist die einer spezifischen Prophylaxe. Das Immunsystem wird gezielt manipuliert, um gegen eine bestimmte Krankheit eine Immunität herbeizuführen. Diese Idee ist grundsätzlich gut.

Eine Impfung braucht ein geeignetes Ziel, um sinnvoll zu sein. Die Zielerkrankung muss schwerwiegend sein, also wirklich bedrohlich für den Einzelnen, sonst ist eine Impfung unnötig. Außerdem sollte der Erreger oder das Produkt des Erregers, das die Krankheit verursacht, klar bekannt und genetisch stabil sein. Sonst wird man den sich verändernden Erregern mit den Impfstoffen ständig »hinterherlaufen«. Das ergibt keinen guten Schutz und man wird niemals einen solchen sich anpassenden Erreger wirklich beseitigen können, wie es bei den Pocken gelang. Das Immunsystem ist ein evolutionär entstandenes und extrem kompliziertes Gebilde. Es hat sich an die Mikroorganismen dieser Welt angepasst und schützt uns gut vor fast allen Angreifern. Eingriffe in dieses komplexe Gebilde müssen sehr genau durchdacht sein und bergen eigene Gefahren.

Auch Erreger von Krankheiten passen sich, wie alles Leben auf der Erde, an veränderte Lebensumstände an. Das ist eine der Grundregeln der Biologie. Daher sollte man niemals voreilig den Sieg über die Infektionskrankheiten verkünden. Ein gezielter und verantwortungsvoller Umgang mit therapeutischen Möglichkeiten (Antibiotika, Virustatika) sollte Pflicht sein, um Anpassungsmechanismen der Erreger nicht zu provozieren. Schon heute wird wegen der zunehmenden Resistenz vieler Bakterien vom »postantibiotischen« Zeitalter gesprochen. Viele Krankenhäuser sehen sich mit der Bedrohung ihrer Patienten durch diese multiresistenten Krankenhauskeime konfrontiert. Hier helfen oft nur noch recht drastisch anmutende Hygienemaßnahmen wie eine Überprüfung jedes neuen Patienten auf solche gefährlichen Keime und, wenn man fündig wird, die Isolierung des Patienten, bis die Bakterien nicht mehr nachweisbar sind.

IMMUNOLOGIE FÜR ANFÄNGER ODER WIE FUNKTIONIERT DAS GANZE?

Ohne Abwehrsystem geht nichts

Bereits mehrfach war die Rede vom Immunsystem, das bei allen Impfungen das Zielorgan darstellt. Denn allein das Immunsystem jedes einzelnen Menschen kann einen Schutz vor den Erregern aus der Mikrowelt vermitteln und ohne es ist der Mensch nicht in der Lage zu überleben. Aber nicht nur die Menschen, alle höheren Lebewesen haben Abwehrsysteme, die sie vor bestimmten Mikroorganismen schützen. Selbst Pilze können sich durch die Produktion von speziellen Substanzen gegen bestimmte Bakterien zur Wehr setzen, was Alexander Fleming bei der Entdeckung des Penicillins als Erster bemerkte. Schalentiere und Würmer besitzen in ihrem Blut bereits spezialisierte »Fresszellen«, die unerwünschte Mikroorganismen in sich aufnehmen, sie dann »verdauen« und damit abtöten.

In der Evolution kam es bei der Entwicklung der niederen Wirbeltiere zu einem, in evolutionären Zeitspannen gerechnet, plötzlichen Ereignis, das als der immunologische *big bang* bezeichnet wird. Anscheinend trat zu dieser Zeit, als sich aus den urtümlicheren kieferlosen Fischen die Kiefertragenden als nächste höhere Stufe entwickelt hatten (also vor etwa 300 Millionen Jahren), etwas auf, was eine relativ schnelle Anpassung praktisch aller höheren Lebewesen erforderlich machte. Was da los war, konnte bislang nicht geklärt werden. Die Neuerung, die sich in Rekordzeit durchsetzte, war jedenfalls ein zusätzliches, extrem lernfähiges Abwehrsystem neben dem alten. Vor dem *big bang* waren alle Abwehrmechanismen »unspezifisch«, was bedeutet, dass sie gegen alle Angreifer eingesetzt werden konnten. Das war natürlich einerseits günstig, andererseits gegen spezielle Feinde wohl nicht ausreichend.

Das »alte« unspezifische, allgemeine und angeborene Abwehrsystem blieb evolutionär erhalten und ist auch heute noch für eine Vielzahl von Abwehrleistungen verantwortlich. Zur angeborenen Abwehr zählen so unterschiedliche Dinge wie eine Haut mit leicht saurem pH-Wert zum Schutz gegen Mikroorganismen, die intakten Flimmerhärchen zum Abtransport des gebildeten Schleims aus den Bronchien oder die Magensäure, die die aufgenommene Nahrung praktisch desinfiziert. Auch die Säure im Urin hilft Keime abzutöten und gehört zum körpereigenen Waffenarsenal. Nicht zu vergessen verschiedenste Teile der unspezifischen Abwehr wie bestimmte Eiweiße im Blutserum, sogenannte »Komplementfaktoren«, die Zellen des Immunsystems mobilisieren, Fieber auslösende »Akute-Phase-Proteine« und die gegen die Ausbreitung von Viren wirkenden Interferone. Und schließlich gibt es die Zellarten, die in Blut und Gewebe an vorderster Front stehen, wenn Eindringlinge auftauchen: Fresszellen (Makrophagen und Granulozyten) und sogenannte »natürliche Killerzellen«, die alle Arten von Erregern attackieren und zerstören können.

Man sieht deutlich, dass bereits die Mechanismen der unspezifischen Abwehr ein ziemlich komplexes und effizientes Netzwerk bilden. Dieses ist so engmaschig gestrickt, dass die nochmals komplizierteren Mechanismen der zusätzlichen spezifischen Abwehr bei einer Infektion oftmals geschont werden können – geschont für die wirklich wichtigen Fälle, in denen die Leistungen der angeborenen Abwehr an ihre Grenzen stoßen oder im schlimmsten Fall nicht ausreichen würden. Hier tritt nun das spezifische, lernfähige (adaptive) Immunsystem auf den Plan. Es ist die große Neuerung, die mit dem immunologischen Urknall evolutionär eingeführt wurde und sich als so erfolgreich erwies, dass von dieser Zeit an kein neues Lebewesen darauf verzichtet hätte. Was ist nun das Besondere an diesem Teil des Abwehrsystems? Ganz einfach: Es lernt und besitzt somit ein Gedächtnis, weshalb es von manchem Immunologen nicht ohne Stolz mit dem Gehirn verglichen wird.

Wo steckt das Immunsystem?

Das Immunsystem ist überall im Körper präsent. Es gibt einige Organe, die hauptsächlich mit Zellen des Immunsystems besiedelt sind, zugleich aber gibt es so gut wie keinen Winkel, an den das Immunsystem im Falle seiner Aktivierung nicht herankommt. Zu den Organen, die man »hauptamtlich« dem Immunsystem zurechnet, gehören die Lymphknoten, die speziellen Lymphknoten des Darms (Peyersche Plaques), die Milz, die Mandeln im Rachen (Tonsillen) und die Thymusdrüse hinter dem Brustbein. Insgesamt etwa zweieinhalb Kilogramm Immunsystem, verteilt über den ganzen Körper.

Alle Zellen des Immunsystems stammen aus dem Knochenmark, wo die sogenannten »Stammzellen« ein Leben lang bleiben und sich teilen und teilen. Die Tochterzellen der Stammzellen verlassen das Knochenmark mit dem Blutstrom und werden dann durch, sagen wir, »Prägung in Ausbildungszentren« Spezialisten für ganz unterschiedliche Aufgaben. Die gesamte Zahl der immunologisch tätigen Zellen nennt man weiße Blutkörperchen (Leukozyten), da sie im Gegensatz zu den roten Blutkörperchen (Erythrozyten) keinen Farbstoff enthalten.

2 Die Zellen des Immunsystems

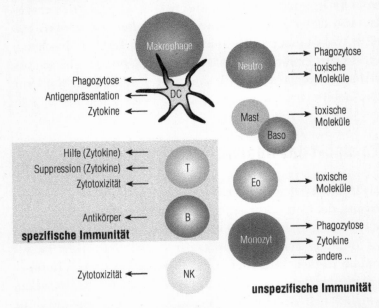

Zum unspezifischen Teil des Immunsystems gehören Makrophagen, dendritische Zellen (DC), neutrophile Granulozyten (Neutro), Mastzellen (Mast), basophile Granulozyten (Baso), eosinophile Granulozyten (Eo), Monozyten und natürliche Killerzellen (NK). Den adaptiven (spezifischen) Teil des Immunsystems mit Erkennung des Erregers und immunologischem Gedächtnis bilden die B- und T-Lymphozyten. Allerdings brauchen die Lymphozyten die Mitarbeit der anderen Zelltypen, besonders der dendritischen Zellen.

Die meisten Leukozyten sind im Dienste der unspezifischen bzw. angeborenen Abwehr unterwegs. Diese Zellen können sich mit einer Vielzahl von Erregern befassen, sind also nicht auf einen bestimmten Typ festgelegt. Die Fresszellen (Makrophagen und Granulozyten) vertilgen im Prinzip alles, was für sie als »Futter« erkennbar ist.

Was in diesem Zusammenhang angemerkt werden sollte, ist die Tatsache, dass eine der wichtigsten Funktionen des Immunsystems die Unterscheidung von körpereigenen und körperfremden Strukturen ist. Sonst wüssten Fresszellen nicht, was Futter ist und was man besser nicht anrührt, und sonst wüssten die Killerzellen nicht, wen man angreifen muss und welche Zelle man besser in Frieden lässt. Daher trägt jede Zelle unseres Körpers einen individuellen »Ausweis« auf der Oberfläche, der bei einem bestimmten Menschen immer gleich ist und dem Immunsystem die Eigenschaft »Selbst« anzeigt. Zellen eines anderen Menschen, die mit einer Transplantation übertragen werden, haben einen anderen zellulären »Ausweis« auf ihrer Oberfläche und werden vom Immunsystem als fremd erkannt und erledigt. Daher funktionieren Transplantationen nur bei eineiigen Zwillingen oder wenn man anschließend das Immunsystem des Empfängers mit speziellen Medikamenten ruhigstellt, was dann natürlich mit einer erhöhten Anfälligkeit gegen Infektionen einhergeht.

Wie funktioniert nun das »Ausweis«-System? Die aufgrund unserer individuellen Ausstattung mit Erbmaterial festgelegten »Ausweise« spielen bei der »Prägung« der spezifischen Abwehrzellen, der T-Lymphozyten, eine entscheidende Rolle. Diese passiert in den ersten Lebensjahren in der bereits erwähnten Thymusdrüse. Dort müssen alle T-Lymphozyten sozusagen an einer Ausweisstelle vorbeipatrouillieren. Was genau dort vor sich geht, ist nicht bis ins letzte Detail geklärt, aber die T-Lymphozyten bekommen wohl recht eindringlich vermittelt, dass jeder von ihnen, der den Code für »körpereigen« nicht sofort und fehlerfrei aufsagen kann, aus dem Verkehr gezogen wird, und zwar endgültig. Dies geschieht wahrscheinlich durch die Auslösung eines sogenannten »Apoptoseprogramms« bei diesen T-Lymphozyten, die auf der Stelle den »programmierten Zelltod« sterben, bevor sie irgendwelchen Schaden anrichten können. Ohne dieses strenge Selektionsverfahren wäre es wohl unser aller Schicksal, früher oder später an einer Autoimmunreaktion zu erkranken, und damit wäre das spezifische Immunsystem sicher nicht zum evolutionären Erfolgsmodell geworden.

Hier erkennt man schon langsam, dass dieses lernfähige, spezifische Immunsystem zwar ein sehr schlagkräftiges, aber auch recht gefährliches Instrument darstellt. Daher wird dieser Teil des Immunsystems auch nur dann benutzt, wenn es wirklich erforderlich ist, und nicht bei jeder immunologischen »Banalität«. Dinge, die zwar körperfremd, aber keine wirkliche Bedrohung des Organismus darstellen, lösen daher meist keine »echte« (oder zumindest keine gute) spezifische Immunreaktion aus. Das wirft zwangsläufig die Frage auf: Wie läuft nun eine »echte« spezifische Immunreaktion ab?

Die spezifische Abwehrreaktion

Durch Jahrmillionen der Auseinandersetzung mit Mikroorganismen aller Art und Gefährlichkeit hat unser Immunsystem bestimmte Strukturen als bedrohlich kennengelernt und sich »genetisch« gemerkt. Wenn es also immunologisch ernst wird, wird durch die erste Abwehrfront der angeborenen Immunität ein Signal produziert, mittels dem in den Körper eingedrungene Bakterien oder Viren rasch als »richtig gefährlich« erkannt werden. Eine Gruppe von Rezeptorproteinen, die sogenannten »Toll-like-Rezeptoren« (TLRs), sind spezialisiert auf die Identifizierung von molekularen »Fingerabdrücken«, durch die gefährliche Bakterien und Viren von harmlosen unterschieden werden können. Fingerabdrücke von Bakterien sind beispielsweise die Endotoxine (wie bei der Diphtherie) oder bakterielle Lipoproteine aus der Bakterienhülle und bei gefährlichen Viren erkennen TLRs bestimmte virale Proteine und Nukleinsäuren.

Bislang sind bei Wirbeltieren 13 unterschiedliche TLRs identifiziert worden, wobei der Mensch davon zehn besitzt. Die TLRs sitzen hauptsächlich in der Zellmembran von Abwehrzellen: von Monozyten, von natürlichen Killerzellen, von Mastzellen und besonders von den sogenannten »dendritischen« Zellen. Diese sind die wichtigste Schnittstelle zwischen der angeborenen und der spezifischen Immunität. Immunologen sprechen vom »Zentrum der Macht«, in dem diese Zellen ihre Arbeit verrichten. Dendritisch werden sie wegen ihrer Form genannt, die an Nervenzellen erinnert. Letztere verfügen über viele Fortsätze (Dendriten), um Informationen zu empfangen. Die dendritischen Zellen bekommen ebenfalls Informationen von Fresszellen, die bestimmte Erreger aufgenommen haben und nun die Erregerstücke zur weiteren Identifizierung an die Spezialisten übergeben.

Durch den Kontakt mit Teilen von bestimmten (gefährlichen) Krankheitserregern werden die TLRs der dendritischen Zelle stimuliert. Dadurch wird eine spezielle und vom erkannten Erreger abhängige Signalkette angestoßen, die die gesamte Reaktion des Immunsystems, die nun folgt, steuert.

Hier bei den dendritischen Zellen und den TLRs liegt nun auch der Schlüssel zur Qualität einer jeden Impfung. Entspricht die durch die Impfung ausgelöste Immunreaktion nicht der, die für einen Erregertyp normalerweise die richtige ist, dann wirkt auch die Impfung nicht besonders gut oder gar nicht. Historisch gesehen waren die Antikörper von Behring und Ehrlich, die gegen die Toxine der Diphtherie- und Tetanuserreger so erfolgreich waren, das A und O einer Immunreaktion. Dass es aber über die Antikörper hinaus noch eine enorm wichtige und für viele Erreger entscheidende Form der Abwehr gibt, nämlich die durch T-Zellen vermittelte, setzte sich als Erkenntnis erst allmählich durch. Und das Erstaunliche ist, dass trotzdem die Wirksamkeit einer Impfung bis heute im Wesentlichen mit der Bildung von Antikörpern gleichgesetzt wird.

Antikörper sind Eiweißmoleküle, deren Gemeinsamkeit darin besteht, dass sie von aktivierten B-Lymphozyten (die dann »Plasmazellen« genannt werden) gebildet werden, ein bestimmtes Ziel erkennen und sich daran anheften können. Die Aktivierung des B-Lymphozyten geschieht durch Kontakt mit einer »fremden« Struktur, die zum B-Zell-Rezeptor auf der Oberfläche des B-Lymphozyten passt wie der Schlüssel ins Schloss. So eine fremde Struktur, die eine Immunzelle (einen B- oder auch einen T-Lymphozyten) aktivieren kann, nennt man ein Antigen. Solche Antigene gibt es massenhaft, aber durch einen genetischen Trick bei der Entwicklung der Immunzellen verfügt der Mensch auch über massenhaft unterschiedliche B- und T-Zell-Rezeptoren, über wesentlich mehr, als er Gene besitzt. Ein B-Lymphozyt wird, wie gesagt, durch Antigenkontakt aktiviert, aber bis hin zu einer massiven Antikörperbildung braucht es noch intensive weitere Unterstützung durch Signalmoleküle (Zytokine), die von anderen Zellen (T-Lymphozyten, dendritischen Zellen, Fresszellen) gebildet werden. Das Ganze ist ein sehr fein abgestimmtes Konzert eines großen Orchesters, das je nach dem antigenen Anlass ein harmonisches Musikstück mit einem Anfang, einem Mittelteil und einem Schluss spielt. Der Schluss muss dabei allen Beteiligten von Beginn an bekannt sein und so wird auch bei einer anlaufenden Immunreaktion durch Antikörper schon an einigen Stellen wieder »zurückreguliert«, um keinen zu großen und dem Erreger nicht angemessenen Schaden anzurichten.

Die Antikörper

Je nach der Phase der Abwehr, die gerade durchlaufen wird, ändern sich auch die gebildeten Antikörper. Am Anfang kommen relativ große Moleküle, die man Immunglobuline M (IgM) nennt und die dann von einer riesigen Zahl kleinerer Immunglobuline G, (IgG)-Antikörper, abgelöst werden. Das nennt man den »Klassenwechsel«, anhand dessen der Arzt ungefähr den zeitlichen Ablauf einer Infektion nachvollziehen kann.

Auch treten im Verlauf einer solchen Abwehrreaktion vonseiten des angeborenen Immunsystems Signalstoffe auf, die sowohl Fieber als auch die weiteren typischen Symptome einer akuten Erkrankung vermitteln: Kopfschmerz, Gliederschmerzen, Müdigkeit, Appetitlosigkeit. Die Abwehr muss in dieser Phase in Ruhe arbeiten können und braucht eine Menge Energie. Daher ist es für den Erkrankten notwendig, möglichst den Ball flach zu halten, im Bett zu bleiben und nicht etwa Schule oder Büro für wichtiger zu erachten. Gegen Ende der Infektion sinken auch die IgG-Mengen im Serum (Titer) wieder und es entstehen bei einer solchen »richtigen« Infektion aus einigen Plasmazellen immunologische »Gedächtniszellen«. Was genau bei der Bildung des immunologischen Gedächtnisses vor sich geht, liegt noch im Dunkeln, aber wenn eine erneute Infektion mit dem gleichen Erreger auftritt, laufen die Abwehrvorgänge erheblich schneller und effektiver ab. Es liegt also ein echtes lernfähiges System vor, das seine Schlagkraft beim zweiten Angriff so verbessert hat, dass der betroffene Mensch von diesen Dingen dann gar nichts mehr mitbekommt.

Auf just diesen Effekt zielen die Impfungen ab, die ja auch langfristig einen Schutz erzeugen sollen, der dem nach durchgemachter echter Erkrankung nicht wesentlich unterlegen sein soll. Klar ist inzwischen, dass für den Schutz vor Toxinen wie bei Tetanus und Diphtherie ein schnelles Eingreifen der das Toxin neutralisierenden Antikörper wichtig ist. Daher scheint es auch besser zu sein, hier immer einen noch messbaren Antikörpertiter im Serum zu haben, anstatt sich nur auf das immunologische Gedächtnis zu verlassen. Vor diesem Hintergrund ist die Idee der Auffrischungsimpfungen auch bei den Toxoid-Impfstoffen entstanden. Das ist nach wie vor sinnvoll, da ja auch die Gefahr einer Tetanusinfektion lebenslang besteht. Bei anderen Impfungen wie gegen Masern, Mumps, Röteln oder Windpocken wird nur einmal oder zweimal (meistens in der Kindheit) geimpft und man vertraut auf das immunologische Gedächtnis und die Möglichkeit, dass durch immer wieder vorkommenden Kontakt mit dem echten Erreger der Impfschutz quasi automatisch aufgefrischt wird.

Eine erfolgreich durchgeführte Impfung bedeutet auch nach heutigem Verständnis noch immer, dass man einen deutlichen Anstieg von Antikörpern im Blut nach der Impfung messen kann. Ob diese Antikörper aber auch einen effizienten und lang anhaltenden Schutz vor der Erkrankung bedeuten, ist keineswegs immer klar. Es gibt eine Reihe von (meist viralen) Infektionen, bei denen die messbaren Antikörpertiter keinen Schutz darstellen und die Hauptaufgabe des Immunsystems in einer adäquaten T-Zell-Reaktion besteht. Diese ist allerdings wesentlich schwerer zu messen als Antikörpertiter im Serum und wird bei der Impfstoffentwicklung daher auch nur als Randerscheinung betrachtet.

T-Zellen im Einsatz

Für einige Aufgaben im Immunsystem sind die Antikörper der entscheidende Faktor (Tetanus, Diphtherie), für andere sind es die T-Lymphozyten. Diese von der Thymusdrüse »geprägten« Immunzellen haben auf ihrer Oberfläche ebenfalls einen Rezeptor, der fremde Dinge, sprich Antigene, erkennen kann. Auch sind diese T-Zellen diejenigen, die alle körpereigenen Strukturen identifizieren können und fremdes Material zerstören. T-Zellen bilden nach Kontakt mit einem Antigen keine Antikörper, sondern werden entweder selbst als ganze Zellen »böse«

und aggressiv – das sind die sogenannten »zytotoxischen« T-Zellen, die auch wegen eines speziellen Markers auf ihrer Oberfläche als CD-8-Zellen bezeichnet werden – oder sie werden zu kommunikativen Zellen (T-Helferzellen bzw. CD-4-Zellen), die vermittelnd und regulierend mit einer Vielzahl von Botenstoffen in die ablaufende Immunreaktion eingreifen. Dieses Zusammenspiel aus CD-8- und CD-4-T-Zellen ist enorm kompliziert und bislang nur in ersten Ansätzen verstanden. Fest steht jedoch, für die Abwehr von Viren sind diese T-Zellen wichtiger als die Antikörper. Dies musste man auch bei der Impfstoffentwicklung erkennen, wo man z.B. bei einem Studienimpfstoff gegen das Respiratory Syncytial Virus (RSV), einem Erreger von Lungenentzündungen bei Säuglingen, trotz hoher Antikörpertiter gegen das Virus schwere RSV-Erkrankungen bei den Kindern diagnostizierte. Diese Infektionen verliefen sogar heftiger als solche ohne die impfbedingten Antikörpertiter, was deutlich zeigte, dass eine »falsche« Immunreaktion mit messbarer Antikörperbildung durch eine Impfung echte Nachteile mit sich bringen kann. Die RSV-Impfstoffstudien wurden zunächst abgebrochen, aber die nächste Generation von RSV-Impfstoffen kommt mit Sicherheit.

Lebendimpfstoffe

Die heute zugelassenen und empfohlenen Impfstoffe lassen sich in zwei größere Familien aufteilen, die nach völlig unterschiedlichen Prinzipien funktionieren. Einmal gibt es die gerade erwähnten Impfstoffe gegen Masern, Mumps, Röteln und Windpocken. Ende 2009 kam noch der neue Rotavirusimpfstoff hinzu und komplettiert damit die Gruppe der Lebendimpfstoffe. Alte Bekannte aus der Lebendimpfstofffamilie, die in Deutschland nicht mehr empfohlen werden, aber in anderen Ländern durchaus noch in Gebrauch sind, sollen in diesem Zusammenhang nur kurz erwähnt werden: die Schluckimpfung gegen Kinderlähmung und die Tuberkuloseimpfung mit dem BCG-Impfstoff. Alle diese Impfstoffe haben eine Gemeinsamkeit: Sie enthalten noch lebende, also vermehrungsfähige Erreger. »Lebend« ist allerdings bei den Viren wie Masern, Mumps oder Röteln ein relativer Begriff, denn Viren sind ja letztlich nur ein Stückchen vagabundierende Erbinformation. Als solche benötigen sie für das, was man eigentlich als Leben bezeichnet, die Hilfe einer echten lebendigen Zelle. Die Viren in den Lebendimpfstoffen sind somit nur vermehrungsfähig, wenn sie mit den Zellen des geimpften Menschen in Kontakt kommen und hier eine absichtlich herbeigeführte Infektion verursachen. Eine solche Lebendimpfung hat den Vorteil, dass sie aus Sicht des Immunsystems einer »natürlichen« Infektion mit dem Virus recht ähnlich ist. Zwar ist der Weg, den das Virus in den Körper genommen hat, bei der Impfung meist ein anderer als bei der originalen Infektion, aber ansonsten laufen die Dinge gleich ab: Das Impfvirus dringt in bestimmte Zellen ein, übernimmt dort das Kommando und zwingt die so befallene Zelle, neue Viruspartikel herzustellen. Diese werden dann wieder freigesetzt und können neue Zellen befallen. Das Immunsystem wird aktiv und wählt den für diese Art von Infektion »korrekten« Reaktionsweg. Einen Nachteil bei dieser quasi-natürlichen Infektion gibt es allerdings doch. Nach Lebendimpfungen ist der Schutz bzw. das angelegte immunologische Gedächtnis nicht so stark ausgeprägt wie nach einer tatsächlich durchgemachten Erkrankung.

Das ist der Moment, wo wir auf den Unterschied zwischen dem Impfvirus und dem sogenannten »Wildvirus«, der eigentlichen Virusform in der Natur, zu sprechen kommen sollten. Der Unterschied besteht darin, dass man ausgehend vom Wildvirus durch eine geduldige Zucht über viele Generationen in Zellkulturen oder Tieren diejenigen Viren selektioniert, die am wenigsten Krankheitssymptome auslösen. Diese nur schwach krank machenden Mutanten werden weitergezüchtet und schließlich im Impfstoff verwendet. Das Problem dabei ist natürlich, dass man sich sicher sein muss, dass das Impfvirus nicht wieder »zurückmutiert« und dabei seine krank machenden Eigenschaften wiedererlangt. Genau das ist beim Lebendimpfstoff gegen die Kinderlähmung passiert. Es kam zu den seltenen Fällen einer Impfpoliomyelitis, das heißt, die Kinder wurden *durch* das Impfvirus mit Polio infiziert. Zum Teil erkrankten auch Personen im Umfeld der geimpften Kinder, weil sie sich über Schmierinfektionen ansteckten. Die logische Folge: 1998 war es in Deutschland mit dieser Lebendimpfung vorbei, die Schluckimpfung wurde eingestellt. Das war ein harter Schlag für die betroffenen Pharmakonzerne, denn insgesamt sind die Lebendimpfungen recht schwierig und damit kostenaufwendig herzustellen. Schließlich muss man einen »abgeschwächten« Erreger erst züchten und langen Testreihen unterziehen – alles Phasen, in denen natürlich viele Unwägbarkeiten für die Hersteller lauern.

Kommt man nach der Forschungsphase jedoch zu einem guten Ergebnis, ist der Lohn für die Mühen, medizinisch gesehen, die Stimulation des Immunsystems in Form einer zwar ebenfalls abgeschwächten, aber ansonsten »normalen« Immunreaktion. Das bedeutet, dass nach Anwendung einer Lebendimpfung sowohl das B-Zell-System mit Antikörperbildung, aber auch das T-Zell-System mit Bildung von CD-8- und CD-4-Zellen ähnlich wie bei der echten Infektion angeregt wird und die Immunantwort eine »balancierte« ist, wie es im Fachjargon heißt. Die Lebendimpfstoffe brauchen deswegen auch in der Regel keine unspezifischen Immunverstärker (Adjuvantien) und sind frei von Konservierungsmitteln wie dem quecksilberhaltigen *Thiomersal*, da dieses auch den Impfviren das Lebenslichtlein auspusten würde. Die zweite große Impfstofffamilie zeigt sich nicht ganz so lebendig. Sie soll nun im folgenden Kapitel vorgestellt werden.

»Inaktivierte« Impfstoffe

Im Gegensatz zur Wirkungsweise dieser Lebendimpfstoffe kann man auch eine Immunreaktion erzeugen, wenn man abgetötete Erreger verwendet. Diese Stoffe nennt man daher auch »inaktivierte« Impfstoffe und die bekanntesten Beispiele sind neben der viel diskutierten Grippeimpfung die derzeitigen Sechsfach-Kombinationsimpfstoffe für Kinder im ersten Lebensjahr. Bei den inaktivierten Impfstoffen ist das Herstellungskonzept recht einfach: Man muss nicht lange einen abgeschwächten Erreger züchten, sondern tötet den Originalerreger – er steht durch Isolierung und Anzucht direkt zur Verfügung – mit chemischen Verfahren wie beispielsweise Formalinbädern einfach ab. Verwenden lassen sich im Impfstoff sodann die ganzen inaktivierten Erreger (Ganzkeim- oder Ganzvirusimpfstoffe) oder man benutzt nur gereinigte Bruchstücke aus deren Hülle, die man als Antigen im Impfstoff haben will (Spaltimpfstoffe, azelluläre Impfstoffe). Diese Antigene kann man auch großzügig miteinander mischen. Auf diese Weise entstehen Produkte, die in einer Spritze Antigene von Erregern völlig verschiedener Erkrankungen enthalten, wie z.B. bei den Fünf- oder Sechsfach-Kombinationsimpfungen. Bei den Sechsfach-Kombinationen werden antigene Bestandteile von drei Poliomyelitisviren, Keuchhustenerregern, Hepatitis-B-Viren und dem Bakterium Haemophilus influenzae Typ b (Hib) mit den bereits bekannten Toxoiden (Tetanus- und Diphtherie-Toxoid) gemischt und viermal relativ kurz nacheinander gespritzt. Eine kleine Besonderheit stellt in dieser Kombination das Hepatitis-B-Antigen dar, da dieses mittels gentechnisch veränderter Hefezellen (»rekombinant«) hergestellt wird und man keine »echten« Hepatitis-B-Viren mehr benötigt.

Dieses Impfschema für Säuglinge mit vier kurz aufeinanderfolgenden Injektionen weist auf das grundsätzliche Problem der inaktivierten Impfstoffe hin: Sie wirken relativ schlecht. Da durch die Verwendung von nicht mehr aktiven Erregern auch nicht das immunologische Signal einer Infektion ausgesendet wird, ist das Immunsystem zunächst von solchen Impfstoffen nicht sehr beeindruckt. Daher wird meist auch nur eine schwache Reaktion ausgelöst. Das Immunsystem lässt sich also nicht so leicht täuschen, wie die Impfstoffentwickler es gerne hätten. Bedenkt man jedoch die Gefahr, die eine Fehlaktivierung des Immunsystems mit sich bringt, so erscheint die Zurückhaltung mittels als »harmlos« eingestufter Antigene durchaus sinnvoll.

Das »dirty little secret«

Schon bei den Tetanus- und Diphtherie-Toxoiden waren Wirkverstärker notwendig, um eine wirklich ausreichende Immunantwort nach der Impfung zu erzielen und das gilt mehr oder weniger auch für alle anderen inaktivierten Antigene in Impfstoffen. Da die genaue Wirkungsweise der Adjuvantien trotz vieler Jahrzehnte der Anwendung bislang nicht geklärt werden konnte, haftet ihnen, wie bereits erwähnt, etwas Ruchloses an. Man bezeichnet sie gerne als das *dirty little secret* der Immunologie.

Die aluminiumhaltigen Adjuvantien wie Aluminiumhydroxid und Aluminiumphosphat waren sehr lange der Goldstandard in der Impfstoffherstellung, da sie für genügend Aufruhr im Immunsystem sorgten und zudem billig in der Produktion waren. Doch es ist nicht alles Gold, was glänzt. Bereits seit 1993 wurden in Frankreich Fälle einer bis dahin in dieser Form nicht beschriebenen Erkrankung beobachtet, in deren Verlauf bei in der Vorgeschichte unauffälligen Patienten nach einer Impfung Schmerzen der Muskeln und Gelenke in Verbindung mit einer starken Müdigkeit und Abgeschlagenheit auftraten. Die Erkrankung wurde von Romain Gherardi und seinen Kollegen im Jahr 1998 erstmals unter dem Namen »makrophagische Myofasziitis« publik gemacht.[3] Inzwischen sind auch solche Erkrankungsfälle aus anderen Ländern (u.a. Deutschland) berichtet worden. Was war passiert?

Die Tatsache, dass aluminiumhaltige Impfstoffe der Grund des Übels waren, wurde entdeckt, als die französischen Ärzte zur Aufklärung dieser bislang unbekannten Symptome den Patienten Gewebeproben (Biopsien) aus der Muskulatur entnahmen: Man fand in diesen Biopsien aluminiumhaltige aktivierte Immunzellen. Auch bei Kindern wurden inzwischen Fälle von sogenannter »makrophagischer Myofasziitis« nach Anwendung von aluminiumhaltigen Impfstoffen beobachtet und öffentlich gemacht. Doch in Deutschland schien sich die Erkrankung noch nicht unter den Ärzten herumgesprochen zu haben, obwohl auch im *Deutschen Ärzteblatt* zumindest in einem Leserbrief darauf hingewiesen wurde. Das Schweigen der deutschen Kollegen irritierte die französischen Entdecker der Erkrankung so sehr, dass sie vorschlugen, dieser impfbedingten Erkrankung einen einfacheren Namen zu geben: Impfstoff-Adjuvans-Syndrom. Vielleicht half ja das?

Ende des Jahres 2010 kam jedenfalls nochmals Bewegung in die Diskussion um schwere unerwünschte Wirkungen der Adjuvantien. Einer der renommiertesten Wissenschaftler auf dem Feld der Autoimmunerkrankungen, Yehuda Shoenfeld von der Universität von Tel Aviv, veröffentlichte eine Arbeit über ein neues Syndrom. Es fasst bislang rätselhafte Erkrankungen wie das Golfkriegssyndrom, die Silikonose, die oben angesprochene makrophagische Myofasziitis und weitere Autoimmunerkrankungen nach adjuvantierten Impfungen zum Shoenfeld- oder ASIA-Syndrom zusammen.

Das ASIA-Syndrom

ASIA steht für *autoimmune syndrome induced by adjuvants*, d.h. für Autoimmunerkrankungen, die durch Impfungen verursacht wurden. Die Entdeckung dieses Syndroms glich ein wenig einem Puzzlespiel, bei dem unterschiedlichste und zunächst rätselhaft erscheinende Erkrankungen über einen gemeinsamen Nenner verfügten: Die Exposition der Betroffenen mit immunologisch wirksamen Substanzen, den Adjuvantien.

Eine Arbeitsgruppe der University of British Columbia (UBC), geleitet vom Neurowissenschaftler Chris Shaw aus Vancouver, untersuchte die Ursachen eines Krankheitsbildes, das als »Golfkriegssyndrom« bekannt wurde und überwiegend Veteranen der amerikanischen Streitkräfte betraf, die im ersten Golfkrieg im Einsatz waren oder auf einen solchen Einsatz vorbereitet wurden und dann wegen Beendigung der Kampfhandlungen nicht mehr zum Einsatz kamen. Beim Golfkriegssyndrom klagten die betroffenen Soldaten über Gelenk- und Muskelschmerzen, ungewöhnliche Müdigkeit und Erschöpfungszustände, Gedächtnisprobleme, Depressionen und Störungen der Hirnfunktion bis hin zu völligem geistigem Abbau.

Bei seiner Suche nach möglichen Ursachen dieser zunächst rätselhaften Erkrankung überprüften Shaw und seine Arbeitsgruppe eine Vielzahl von Umweltfaktoren, die bei der Auslösung des Syndroms eine Rolle gespielt haben könnten. Man stieß dabei auf aluminiumhaltige Impfungen (vor allem gegen Milzbrand), die vor dem Einsatz verabreicht worden waren und damit sowohl tatsächlich an den Kämpfen beteiligte, aber auch nicht mehr eingesetzte Soldaten betrafen.

Um ihre Theorie zu überprüfen, injizierten Shaw und sein Team Mäusen den Milzbrand-(Anthrax-)Impfstoff, der speziell für den ersten Golfkrieg entwickelt worden war und Aluminiumhydroxid als Adjuvans in vergleichbarer Menge zu den handelsüblichen inaktivierten Impfstoffen enthielt. Nachdem man die Mäuse 20 Wochen lang untersucht hatte, entwickelten diese erkennbare neurologische Symptome. Zellproben nach der »Opferung« der Mäuse zeigten, dass Nervenzellen abgestorben waren. Innerhalb der Mäusehirne zerstörten sich in einem Bereich, der die Bewegungen koordiniert, 35 Prozent der Zellen durch programmierten Zelltod.[4]

Man wurde wachsam. Auch Patientinnen mit silikonhaltigen Brustimplantaten berichteten häufig von unspezifischen Beschwerden wie Müdigkeit, Schwäche und Konzentrationsstörungen, die Ähnlichkeit mit den Symptomen des Golfkriegssyndroms hatten. Auch traten rheumatische Symptome mit Schmerzen und Steifheit im Bereich der Gelenke und der Muskulatur auf, die meist als Fibromyalgie diagnostiziert wurden, und es kam zu Veränderungen an der Haut, die der autoimmunen Hauterkrankung Sklerodermie sehr ähnlich waren. Bei systematischen Untersuchungen von betroffenen Frauen fanden sich zudem immunologische Veränderungen, verbunden mit der vermehrten Bildung von Autoantikörpern.[5]

Die Erkenntnisse zur makrophagischen Myofasziitis mit den in Biopsien nachgewiesenen Aluminiumpartikeln, dem Golfkriegssyndrom mit den zahlreich verabreichten adjuvantierten Impfstoffen bei den Soldaten und der Silikonose fasste Shoenfeld 2010 zu einem Syndrom, dem bereits erwähnten ASIA-Syndrom, zusammen. Er nahm noch einen weiteren Faktor hinzu, den er *post-vaccination phenomena* nennt: nicht klar definierte Krankheitsbilder, die einen autoimmunen Hintergrund haben und nach Impfungen auftreten.

Bereits 2005 hatte Shoenfeld auf einem wissenschaftlichen Kongress in Lausanne ausgeführt, dass bei Vorliegen einer bestimmten genetischen Disposition mit hoher Wahrscheinlichkeit verschiedene Autoimmunerkrankungen durch adjuvantienhaltige Impfungen ausgelöst werden können und dass eine Vielzahl experimenteller Untersuchungen (Tiermodelle) für einen solchen Zusammenhang sprechen.[6] Zu diesen Erkrankungen zählen autoimmune neurologische Störungen wie das Guillain-Barré-Syndrom, eine Entzündung der peripheren Nerven bis hin zu vollständiger Lähmung, die akute disseminierte Enzephalomyelitis, eine Hirnentzündung ähnlich der Multiplen Sklerose, die Immunthrombozytopenie, ein Blutplättchenmangel mit zum Teil lebensbedrohlichen Blutungen, und ganz aktuell auch die Narkolepsie, die Schlafkrankheit, bei Jugendlichen nach der Impfung mit dem adjuvantierten pandemischen Grippeimpfstoff *Pandemrix*.

Die Kontroverse um *Thiomersal*

Die Geschichte des Konservierungsmittels *Thiomersal* geht zurück bis in das Jahr 1927, in dem Morris Kharasch (1895–1957) an der Universität Maryland, USA, bei seinen Versuchen mit Bakterienkulturen auf eine organische Quecksilberverbindung stieß, die das Wachstum von Bakterien wirksam hemmte und in höheren Konzentrationen auch alle untersuchten Bakterien abtöten konnte. Damals schon waren die enormen wirtschaftlichen Möglichkeiten klar zu erkennen, die eine wirksame Bekämpfung von Bakterien mit sich bringen würden. So meldete Kharasch am 27. Juni 1927 sein quecksilberhaltiges Produkt zum Patent an. Da Kharasch eine enge Kooperation mit der Firma Eli Lilly pflegte, wurde das Patent für das heutige *Thiomersal* von Lilly Pharma übernommen; das Erzeugnis erhielt damals den Handelsnamen *Merthiolate*. Im Jahr 1928 wurden von zwei bei Eli Lilly angestellten Wissenschaftlern, H. Powell und W. Jamieson, einige Tierversuche durchgeführt und man gelangte rasch zu der Auffassung, dass *Merthiolate* ein enormes Vermarktungspotenzial als antibakterielles Medikament haben könnte.

Im nächsten Schritt wurde von K. Smithburn in einer Klinik in Indianapolis während einer Epidemie mit bakterieller Meningitis im Jahr 1929 *Merthiolate* auch an schwerkranken Patienten getestet. Die bakterielle, eitrige Hirnhautentzündung war zu der Zeit, als man noch keine Antibiotika kannte, eine Erkrankung mit sehr schlechter Prognose, für die es noch keine wirkliche Therapie gab und die in der Regel zum Tode führte. Daher behandelte Smithburn 22 seiner Meningitis-Patienten mit intravenösen Injektionen von *Merthiolate* in der Hoffnung, dadurch den Verlauf der Infektion günstig beeinflussen zu können. Vergebens. Alle mit *Merthiolate* behandelten Patienten verstarben im weiteren Verlauf ihrer Erkrankung. Im September 1930 veröffentlichte Smithburn die Ergebnisse seiner Versuche im renommierten Fachmagazin *Journal of the American Medical Association*.[7] In seinem Artikel beschreibt er die Injektionen von *Merthiolate* als verträglich, da keiner der schwerstkranken Patienten anscheinend unmittelbar durch das Medikament einen Schaden erlitten hatte. Vor der Veröffentlichung dieser Studie hatten bereits die Lilly-Wissenschaftler Powell und Jamieson mit den von Smithburn freundlicherweise zur Verfügung gestellten Daten ebenfalls eine Arbeit publiziert. Darin heißt es wortwörtlich: »*Toxicity in man. Merthiolate has been injected intravenously into 22 persons in doses up to 50 cubic centimeters of 1% solution (…) The toleration of such intravenous doses indicates a very low order of toxicity of merthiolate for man.*«[8] Übersetzt man diesen Abschnitt, dann gewinnt man den Eindruck, es mit einer ungiftigen Substanz zu tun zu haben: »Toxizität beim Menschen. *Merthiolate* wurde als 1%-ige Lösung bei 22 Personen intravenös in einer Menge von bis zu 50 Kubikzentimetern verabreicht. (…) Die Verträglichkeit dieser intravenösen Dosen bedeutet einen sehr niedrigen Grad an Giftigkeit von *Merthiolate* für den Menschen.« In dieser Arbeit wurde dann allerdings nicht mehr erwähnt, dass es sich um Patienten mit einer bakteriellen Meningitis gehandelt hatte und dass alle mit *Merthiolate* behandelten Patienten kurz darauf an ihrer Infektion verstorben waren. Das Fatale nun ist: Diese Publikation aus dem Jahr 1931, die von zwei Angestellten der Firma Eli Lilly veröffentlicht wurde und die nach heutigen Standards in keiner Weise den Anforderungen eines Nachweises der Sicherheit eines Arzneimittelbestandteils entspricht, wurde zum jahrzehntelang akzeptierten Beleg für die Sicherheit von *Merthiolate*, das heute unter dem Namen *Thiomersal* auf dem Markt ist. Der Einfachheit halber soll deswegen im Folgenden allein die aktuelle Bezeichnung benutzt werden.

Nachdem *Thiomersal* bis 1935 trotz Smithburns Studie hauptsächlich als Desinfektionsmittellösung zur Anwendung auf Haut und Schleimhäuten verkauft wurde, fand man spätestens nach einer medizinischen Katastrophe einen völlig neuen Verwendungszweck: als Konservierungsmittel für Impfstoffe. Im Jahr 1928 war bei einer der ersten Immunisierungskampagnen gegen Diphtherie in Australien eine Toxin-Antitoxin-Mischung in einem 10 Milliliter fassenden Gefäß mit Gummistopfen mit Staphylokokken bakteriell verseucht worden. Die ersten 21 Kinder konnten noch ohne Probleme immunisiert werden, doch bei der drei Tage später mit Impfstoff aus dem gleichen Gefäß durchgeführten Impfserie verstarben kurz nach der Impfung 11 von 21 Kindern an einer Staphylokokken-Infektion.[9] Um solchem Unglück in Zukunft vorzubeugen, sah man sich nach einem als ungiftig deklarierten und bei Injektion gut verträglichen Konservierungsmittel für Impfstoffe um und stieß auf *Thiomersal*.

Der erste Impfstoff, der mit *Thiomersal* als Konservierungsmittel angeboten wurde, war dann auch ein Diphtherie-Toxoid. Rasch ging man dazu über, auch alle anderen zu dieser Zeit erhältlichen inaktivierten Impfstoffe mit dem Mittel zu mischen, da es sich aus damaliger Sicht um eine echte Verbesserung der

Produkte handelte. Nur Impfstoffe mit lebenden Erregern konnten nicht mit *Thiomersal* konserviert werden, da es auch die abgeschwächten Impforganismen abgetötet hätte. Aufgrund des großen Erfolgs wurden ab diesem Zeitpunkt auch neu entwickelte Impfstoffe zur Vermarktung mit *Thiomersal* konserviert.

Die Haltbarmachung von Impfstoffen mit *Thiomersal* in Mehrdosenbehältern hat Kinder vor ernsthaften Infektionen durch Kontaminationen geschützt, da Katastrophen wie die in Australien nicht mehr vorkamen. *Thiomersal* wurde so zu einem etablierten Bestandteil inaktivierter Impfstoffe und Immunglobuline, ohne dass die Sicherheit des Konservierungsmittels jemals korrekt überprüft worden war. Und das sollte sich rächen: Spektakuläre Ereignisse brachten die Toxizität von Quecksilberverbindungen ans Licht der Öffentlichkeit – *Thiomersal* besteht etwa zur Hälfte aus reinem Quecksilber.

In den 1940er-Jahren beschrieb Emil Feer (1864–1955) eine Erkrankung, die vor allem Kinder unter fünf Jahren betraf und später unter den Synonymen Feersche Krankheit, *pink disease* oder Akrodynie bekannt wurde. Die beiden amerikanischen Mediziner Joseph Warkany und Donald Hubbard trugen wesentlich dazu bei, die Ursache der Akrodynie als eine durch Quecksilber bedingte Vergiftungskrankheit zu erkennen.[10] Diese krankhafte Veränderung des Stammhirns im Kleinkindalter konnte auf die Verabreichung von quecksilberchloridhaltigen Zahnungspulvern oder Salben zurückgeführt werden. Auch quecksilberhaltige Abführmittel, wie beispielsweise *Kalomel*, Wurmmittel oder Medikamente zum Ausschwemmen (Diuretika) wurden für diese Quecksilbervergiftung verantwortlich gemacht. Die betroffenen Kinder zeigten eine Wesensveränderung, litten an Reizbarkeit und Schlafstörungen. Weitere Symptome dieser Erkrankung äußerten sich in Appetitlosigkeit, Schweißausbrüchen, vermehrtem diffusem Schwitzen (mit »Mäusegeruch«) und einer blauen Verfärbung der Finger und Zehen mit Missempfindungen wie Kribbeln oder Jucken und stechenden Schmerzen (Akrodynie). Hinzu kamen eine groblamellöse Schuppung und Rötung der Haut, ein generalisierter Ausschlag, Lichtscheu und Muskelschwäche mit Mobilitätsstörungen.[11]

Nachdem die Zahnungspulver 1953 von den meisten Herstellern vom Markt genommen wurden, konnte ein starker Rückgang der Akrodynien beobachtet werden. Heute ist die Feersche Erkrankung eine Rarität, aber noch nicht völlig verschwunden. So wurde erst kürzlich von 20 Monate alten, weiblichen Zwillingen berichtet, die nach Anwendung eines aus Indien stammenden quecksilberhaltigen Zahnungspulvers an einer schweren Vergiftung litten und mittels einer Entgiftungstherapie mit Chelatbildnern gerettet werden konnten.[12]

Auch die hohe Toxizität von organischen Quecksilberverbindungen (Methylquecksilber, Äthylquecksilber) wurde zu dieser Zeit Gegenstand der medizinisch-wissenschaftlichen Forschung. Das bekannteste Beispiel einer Methylquecksilbervergiftung stellt die Minimata-Katastrophe dar, die Ende der 1950er-Jahre das Aufsehen der Öffentlichkeit erregte. Die Ursache der Minimata-Krankheit lag in der Einleitung von quecksilberverseuchten Abwässern in die Meeresbucht von Minimata (Japan). Der Verzehr von Fischen, in denen sich das eingeleitete Quecksilber akkumuliert hatte, führte schließlich zu schweren Quecksilbervergiftungen bei den Bewohnern dieser Bucht. Eine weitere Massenvergiftung wurde in den 1970er-Jahren aus dem Irak gemeldet. Ursache war die Verwendung von Saatgut, das mit Methylquecksilber behandelt war; das Getreide wurde später zu Brot verarbeitet.[13]

Wo greift das Gift den menschlichen Körper an? Die Übergänge von einer akuten zur chronischen Vergiftung sind bei Methylquecksilber fließend und von der Höhe und Dauer der Stoffaufnahme abhängig. Hauptmanifestationsort der chronischen Quecksilbervergiftung ist das zentrale Nervensystem, also Gehirn und Rückenmark.[14] Nach den Massenvergiftungen mit organischem Quecksilber wurden auch fetale Schädigungen beobachtet, wenn Schwangere mit dem Methylquecksilber in Berührung kamen. Bei Kindern, deren Mütter keine oder nur leichte Vergiftungserscheinungen wie Missempfindungen in Händen (Parästhesien) aufwiesen, beobachtete man auch meist »nur« gering ausgeprägte Missbildungen, die von Schielen bis hin zu Störungen der Zahnentwicklung reichten. Die stärker exponierten Kinder hingegen wurden mit schweren Schäden des Gehirns geboren, die sich in spastischen Lähmungen (Zerebralparese) und allen Formen von Verhaltensstörungen äußerten. Das klinische Bild war abhängig von der Dosis des Quecksilbers, der das Kind ausgesetzt war.[15]

Trotz dieser Erkenntnisse über die hohe Toxizität der organischen Quecksilberverbindungen wurde die Anwendung von quecksilberhaltigem *Thiomersal* in Kinderimpfstoffen nicht infrage gestellt. Für dessen Entfernen aus Impfstoffen wären Änderungen der Produktionsverfahren und die dazu erforderlichen behördlichen Genehmigungen notwendig gewesen. Da von behördlicher Seite allerdings noch keine Aufforderung zur Beseitigung von *Thiomersal* erging, blieb alles unverändert. Allein der Einführung der »Guten Herstellungspraxis« (GMP, *Good Manufacturing Practice*) im Zusammenhang mit technologischen Entwicklungen (sterile Abfülltechnologie, Reinraumtechnologie) haben wir es zu verdanken, dass man die Impfstoffherstellung derart verbessern konnte, dass es inzwischen möglich wurde, Impfstoffe in Einzeldosenbehältern (Ampullen und Fertigspritzen) konservierungsmittelfrei herzustellen. Auch standen zunehmend andere, quecksilberfreie Konservierungsmittel wie Phenoxyethanol zur Verfügung. Ob diese neueren Konservierungsmittel allerdings für Kinder und Schwangere wirklich völlig ungiftig sind, ist nicht bekannt. Der Hersteller GlaxoSmithKline änderte jedenfalls vor Kurzem die Zusammensetzung seiner Kombinationsimpfstoffe für Kinder (*Infanrix*-Produkte) und nahm das Phenoxyethanol wieder aus dem Impfstoff, wobei hierfür keine veröffentlichte Begründung gegeben wurde. Immerhin blieben sie weiterhin quecksilberfrei. Insgesamt bedeutete diese Entwicklung, dass *Thiomersal* für die Herstellung von keimfreien Impfstoffen nicht mehr notwendig war, aber, wie gesagt, verboten ist es nach wie vor nicht.

Als möglicher Mechanismus der Schädigung durch *Thiomersal* wird nach neueren molekularbiologischen Untersuchungen vor allem eine Hemmung der Methioninsynthetase, die für das Wachstum und die Differenzierung auch gerade von Nervenzellen entscheidend ist, und damit der entsprechenden Wachstumsfaktoren diskutiert. Es konnte nachgewiesen werden, dass Quecksilber die Funktion dieser entscheidenden Enzyme signifikant einschränkt, und zwar bereits in Mengen, die deutlich unterhalb derer liegen, die mit *Thiomersal*-haltigen Impfstoffen verabreicht werden.[16] Ebenfalls ist der Zusammenhang von Quecksilberverbindungen – speziell von *Thiomersal* – und der Entstehung von Autoimmunerkrankungen seit Mitte der 1990er-Jahre bekannt. An Mäusen konnte dieser experimentell bestätigt werden: Mit *Thiomersal* behandelte Mäuse entwickelten nach einer vorübergehenden gesteigerten Infektanfälligkeit gehäuft autoimmune Erkrankungen.[17] Diese neuen Erkenntnisse standen Anfang der 1990er-Jahre noch nicht zur Verfügung, dennoch hätten die Hinweise aus Japan, dem Irak und das Wissen um die Feersche Krankheit die Pharmakonzerne längst zum Umdenken bewegen müssen. Stattdessen aber war zu dieser Zeit noch immer in nahezu allen inaktivierten Impfstoffen das nachweislich giftige *Thiomersal* vorhanden. Und es kam noch schlimmer.

Da in den USA mit den Impfungen gegen Haemophilus influenzae Typ b (Hib) und Hepatitis B zwei neue Impfstoffe zum allgemeinen Impfschema hinzugefügt worden waren, erhöhte sich die Anzahl der zu spritzenden Impfstoffe dort drastisch. Und weil noch keine Kombinationsprodukte zur Verfügung standen, wurden Einzelampullen mit jeweils 25 bis 50 Mikrogramm *Thiomersal* eingesetzt. Dadurch kamen bei einem Impftermin, in Abhängigkeit von den verwendeten Produkten, relativ hohe *Thiomersal*-Mengen zusammen. 1999 befand die US-Arzneimittelbehörde Food and Drug Administration (FDA), dass unter dem in den Vereinigten Staaten empfohlenen Impfplan einige Säuglinge möglicherweise kumulative Quecksilberspiegel aufwiesen, die das von der Environmental Protection Agency (EPA) empfohlene Niveau für die Aufnahme von Methylquecksilber deutlich überschritten. Ein Säugling, der in den USA in den Jahren von 1992 bis 1999 nach den gültigen Empfehlungen geimpft wurde, erhielt in den ersten Monaten seines Lebens eine *Thiomersal*-Dosis von über 300 Mikrogramm, was einer reinen Quecksilberdosis von über 150 Mikrogramm entspricht. Mit dieser Menge lag man für Säuglinge in den ersten Lebensmonaten mit einem Körpergewicht von wenigen Kilogramm knapp über dem offiziell empfohlenen Grenzwert von 0,1 Mikrogramm Quecksilber pro Kilogramm Körpergewicht pro Tag.

Just aus dieser Zeit – wir sprechen von den beginnenden 1990er-Jahren – datieren auch die ersten Fallberichte über Entwicklungsstörungen des Gehirns bei geimpften Kindern. Diese Störungen reichten über Sprachstörungen, leichte Auffälligkeiten der Motorik, Aufmerksamkeitsstörungen und Hyperaktivität bis hin zu schwersten Fällen von frühkindlichem Autismus.[18] In den USA brach daraufhin eine bis heute erbittert geführte Kontroverse um diese Fälle und deren Entschädigung aus. Behörden und Pharmakonzerne kamen in ihren Stellungnahmen und Untersuchungen immer wieder zu dem Ergebnis, dass der Nachweis eines Zusammenhangs zwischen dem *Thiomersal* in den Impfstoffen und den Erkrankungen der Kinder nicht erbracht sei. Das führte dazu, dass sich die Eltern der betroffenen Kinder in Organisationen zusammenschlossen und die Hersteller verklagten.

Bis heute ist noch keine Entscheidung in diesem Streit gefallen. Nachlesen kann man die ganze Geschichte des *Thiomersals* in amerikanischen Impfstoffen übrigens in dem von David Kirby, einem US-Journalisten, veröffentlichten Buch *Evidence of Harm*, das 2005 erschienen ist. In dem großen *Thiomersal*-Streitfall geht es natürlich einerseits um immense Entschädigungsansprüche, andererseits um die Glaubwürdigkeit der für die Sicherheit von Impfstoffen verantwortlichen Behörden und Hersteller. Millionen Kinder wurden damit in unterschiedlichen Dosen geimpft und es gibt Tausende von Menschen, die sich mehr oder weniger stark geschädigt fühlen und die derzeit in Sammelklagen von spezialisierten Medizinanwälten vor US-Gerichten ihre Interessen vertreten lassen. Würden diese Fälle juristisch als Impfschäden anerkannt, hätte das mit Sicherheit dramatische Folgen für die betroffenen Pharmaunternehmen und die laufenden Immunisierungsprogramme.

Ende der 1990er-Jahre kam dann die Wende. Bei den Aufsichtsbehörden setzte sich die Tendenz durch, *Thiomersal* nun aus den Impfstoffen zu verbannen. Allerdings wurde das offiziell in Deutschland (wie auch in ganz Europa) nicht mit der Neurotoxizität begründet, sondern mit der »allergisierenden Potenz« und der notwendigen globalen Reduktion von Quecksilberverbindungen aus Umweltschutzgründen. Ohne das gesundheitliche Risiko zu definieren, rät auch das für die Impfstoffsicherheit in Deutschland zuständige Paul-Ehrlich-Institut (PEI) in einer Publikation: »Da es bislang nicht möglich ist, das Risiko für Frühgeborene mit sehr niedrigem Geburtsgewicht und für Feten zu quantifizieren, sollten als reine Vorsichtsmaßnahme in der Schwangerschaft und bei Frühgeborenen *Thiomersal*-freie Impfstoffe bevorzugt werden. In Deutschland sind seit Jahren zur Grundimmunisierung von Kindern *Thiomersal*-freie Impfstoffe auf dem Markt. Wenn ein Kind heute entsprechend des von der Ständigen Impfkommission (STIKO) empfohlenen Impfkalenders geimpft wird und Kombinationsimpfstoffe zur Grundimmunisierung erhält, wird ihm kein *Thiomersal* (bzw. höchstens zu vernachlässigende Restmengen) verabreicht. Auch für Impfstoffe, die vorwiegend bei Erwachsenen angewendet werden, stehen *Thiomersal*-freie Impfstoffe oder Impfstoffe mit geringen *Thiomersal*-Mengen zur Verfügung.«[19]

Aus toxikologischer Sicht ist ein wahrscheinlicher Zusammenhang zwischen neurologischen Schädigungen bei Kindern und *Thiomersal* nicht zu leugnen. Eine »sichere« Dosis einer derart giftigen Substanz gibt es nicht. Außerdem kommt im Falle einer Schädigung noch eine Vielzahl weiterer Faktoren hinzu, die als individuelle (genetische und expositionelle) Disposition zusammengefasst werden können. Dazu gehören das Lebensalter und die Reifung von Ausscheidungsmechanismen. Weiterhin die zusätzliche Belastung mit toxischen Substanzen (z.B. Quecksilber aus der Nahrung) und Belastung der Muttermilch mit Quecksilber aus Amalgamplomben der Mutter.[20] Nicht zuletzt aus diesen Gründen ist die Anwendung von *Thiomersal* in Impfstoffen für Säuglinge und Kleinkinder aus heutiger Sicht nicht mehr zu rechtfertigen. Der Staat Iowa war der erste, der sie 2004 gesetzlich verboten hat, und eine Reihe weiterer US-Bundesstaaten wie New York und Kalifornien folgten diesem Beispiel. In Deutschland sind leider noch immer Impfstoffe zugelassen, die *Thiomersal* als Konservierungsmittel enthalten, und gerade kamen ganz aktuell wieder die Schweinegrippeimpfstoffe wie das in Deutschland verwendete *Pandemrix* auf den Markt, das mit *Thiomersal* haltbar gemacht wird. Ein trauriges Zeichen von Ignoranz setzte die europäische Zulassungsbehörde EMA (European Medicines Agency). Sie erklärte diese *Thiomersal*-haltigen Impfstoffe für Kinder (über 6 Monate) und Schwangere für sicher, ohne dies aber genauer zu begründen. Die Menge an *Thiomersal* beträgt zwar in diesen Grippeimpfstoffen »nur« noch 5 Mikrogramm, aber im Vergleich dazu besteht die Menge an wirksamer antigener Substanz z.B. in *Pandemrix* aus lediglich 3,75 Mikrogramm Grippevirusprotein.

Abschließend sei zu diesem leidigen Thema noch gesagt, dass man von der Sicherheit einer Substanz wie *Thiomersal* nicht sprechen kann, wenn man kein wirksames Erfassungsinstrument zum Erkennen von späteren Schädigungen zur Verfügung hat. Kommt es wirklich zu einer Störung der Hirnentwicklung bei einem Kind, die sich z.B. erst Jahre später in der Schule bemerkbar macht, denken weder die Eltern noch der Arzt an die verwendeten Impfstoffe im ersten Lebensjahr.

Die »passiven« Impfungen

Zum Abschluss der zugegebenermaßen etwas theoretischen Betrachtungen zur Immunologie und den Inhaltsstoffen der Impfungen nur noch eine kurze Betrachtung der passiven Impfungen mit Hyperimmunglobulin, also angereicherten fertigen Antikörpern in einer Ampulle. Heute werden diese Produkte meist bei Verdacht auf Tetanus angewendet, wenn der Verletzte keinen Tetanusschutz besitzt oder keinen Impfausweis vorlegen kann und der behandelnde Arzt sofort sicherstellen will, dass eine bestimmte Menge an neutralisierenden Tetanus-Antikörpern im Serum vorhanden ist. Die Injektion wird oft gerne mit einer Dosis Tetanus-Toxoid (also der aktiven Impfung) kombiniert und das Ganze dann als sogenannte »Simultanimpfung« bezeichnet. Natürlich ist klar, dass bei dieser Simultanimpfung zwei Spritzen an verschiedenen Körperstellen verabreicht werden müssen. Mischt man Toxoid in einer Spritze mit den zugehörigen Antikörpern, so erhält man in der Spritze zwar schöne Immunkomplexe, die allerdings gar nichts mehr bewirken – außer vielleicht Schmerzen, wenn sie danach im Gewebe wieder abgebaut werden müssen.

Bei jeder Passivimpfung sollte man sich darüber im Klaren sein, dass es sich um eine Serumtherapie im Sinne von Behring handelt. Heute werden die Immunglobuline allerdings nicht mehr von Pferden gewonnen, sondern es handelt sich ausschließlich um humane Antikörper, die von einem mehrfach geimpften Menschen als Spender stammen. Wie bei allen aus menschlichem Blut hergestellten Arzneimitteln hat man hier also das theoretische Risiko, dass Dinge aus dem Blut des Spenders in das Produkt und damit in den Empfänger gelangen, die nicht erwünscht sind. Selbstverständlich sind die heute zugelassenen Immunglobuline sicher im Sinne des heutigen Kenntnisstands. Tauchen aber neuartige Erreger auf, die man bei den Sicherheitstests und Inaktivierungsverfahren für bekannte Viren noch nicht kannte, bleibt ein minimales Restrisiko. So wurde in der Zeit von BSE (Rinderwahnsinn) mit den vorher unbekannten »Prionen« als Erreger der neuen Variante der Creutzfeld-Jakob-Erkrankung auch völlig zu Recht die mögliche Übertragung solcher Prionen durch Immunglobuline oder andere Blutprodukte diskutiert.

Zusammenfassung

Das Immunsystem jedes Menschen hat einen angeborenen Teil, der die erste Abwehrlinie bildet und gegen alle Arten von Krankheitserregern reagieren kann. Reicht dieses System nicht, wird auch die spezifische Abwehr eingeschaltet, die sich ganz speziell gegen einen Erreger richtet und sich diesen dann auch »merkt«. Die spezifische Abwehr besteht aus zwei unterschiedlichen Zelltypen, den B-Lymphozyten und den T-Lymphozyten.

Eine »natürliche« Immunreaktion ist ein vielstimmiger Chor, in dem alle Komponenten sehr harmonisch aufeinander abgestimmt sein müssen. Die Kommunikation zwischen den Zellen der angeborenen Abwehr und den Lymphozyten ist ein extrem kompliziertes Netzwerk, das man erst in Ansätzen zu verstehen beginnt. Läuft bei einer Immunreaktion etwas schief, drohen ernste Konsequenzen. Wenn das Immunsystem einmal den eigenen Körper als Feind erkannt hat, kommt es zu autoimmunen Reaktionen, die für den Betroffenen eine schwerste Erkrankung oder den Tod bedeuten können.

Lebendimpfstoffe sind relativ nah an den Abläufen einer natürlichen Infektion orientiert, es kommt zu einer »kleinen« Infektion, die eine große verhindern soll. Lebendimpfstoffe brauchen in der Regel keine Immunverstärker (Adjuvantien) und enthalten auch keine Konservierungsmittel. Die bekanntesten sind die Impfstoffe gegen Masern, Mumps, Röteln und der frühere Schluckimpfstoff gegen Kinderlähmung.

Inaktivierte Impfstoffe enthalten nur noch antigene Bruchstücke eines abgetöteten Erregers. Hier läuft keine »echte« Infektion mehr ab und auf die meisten dieser Bruchstücke würde das Immunsystem nicht reagieren, da es nicht dumm ist. Deshalb braucht man in diesen Impfstoffen Adjuvantien, die für den nötigen immunologischen »Aufruhr« sorgen. Ob aber bei einer solchen erzwungenen Immunreaktion immer ein guter Schutz entsteht, ist fraglich. Erzwungene Antikörperbildung bedeutet eben nicht immer langfristigen Schutz und die Adjuvantien sind sehr wahrscheinlich für die meisten schweren unerwünschten Wirkungen dieser Impfstoffe verantwortlich.

Die passive Impfung mit fertigen Antikörpern ist eine moderne Serumtherapie. Man muss hierbei bedenken, dass die modernen Immunglobuline aus menschlichem Blut gewonnen werden, und zwar aus dem Blut von geimpften Freiwilligen, die den Herstellern solcher Produkte ihr Blutplasma spenden. Wie bei allen aus Blut hergestellten Produkten liegt das Problem nun darin, nichts in das Endprodukt gelangen zu lassen, was nicht hinein soll. Dies wird immer dann aktuell, wenn neue Arten von Krankheitserregern auftauchen, wie es zuletzt bei der BSE-Krise der Fall war.

»LONDON CALLING«
ODER WENN EXPERTEN SPRECHEN

Von Studien, Behörden und Expertengremien

Auf dem Felde der Impfungen ist alles reguliert. In Deutschland gibt es eine Reihe von Behörden, Instituten und sonstigen Beteiligten, die sich dieses wichtigen Themas annehmen. Blickt man über unsere Grenze hinaus ins vereinigte Europa, dann wird es in Hinblick auf die Vorschriften noch einmal eine ganze Dimension komplizierter.

Die Fragen, die im Zusammenhang mit der Einführung von neuen Impfstoffen in Deutschland in der Regel auftauchen, klingen im ersten Moment recht einfach: Wie wird ein neuer Impfstoff zugelassen? Und wie werden in diesem Zulassungsverfahren die Wirksamkeit und selbstverständlich auch die Sicherheit des neuen Impfstoffs überprüft? Doch zur Beantwortung heißt es erst einmal weit ausholen. Mir scheint es sinnvoll zu sein, dabei »oben«, d.h. mit der europäischen Zentrale der Regularien zu beginnen, da hier letzten Endes die Fäden auch wieder zusammenlaufen.

In den neu gestalteten Londoner Docklands, nicht weit vom Canary Wharf Tower, also einer Gegend, die zu den nobelsten (und vermutlich teuersten) in Europa gehört, residiert heute eine Behörde, die für die Zulassung und Überwachung von Arzneimitteln für alle europäischen Staaten zuständig ist: die European Medicines Agency, kurz EMA. Diese Behörde wurde 1995 durch eine EU-Verordnung eingeführt und trug damals noch den etwas umständlichen Namen European Agency for the Evaluation of Medicinal Products, abgekürzt EMEA. Diese europäische Arzneimittelagentur hat die schön formulierte Aufgabe, die »Erhaltung und Förderung der öffentlichen Gesundheit in der Europäischen Union (EU) sicherzustellen«, indem sie die »Zulassung und eine laufende Bewertung und Überwachung aller Human- und Tierarzneimittel koordiniert«. Die EMA selbst verfügt über attraktive Büros und Konferenzräume, Labors oder Ähnliches sucht man dort vergebens. Es geht hier auch nur um administrative Tätigkeiten, für die wissenschaftlichen Aspekte werden Experten und Arbeitsgruppen aus den nationalen wissenschaftlichen Behörden und Institutionen der EU-Mitgliedsländer benötigt und beauftragt (wie z.B. die deutschen Institute, die nach den bekannten Medizinern Paul Ehrlich und Robert Koch benannt sind).

Inzwischen spielt die EMA in ganz Europa die zentrale Rolle in der Arzneimittelzulassung und damit natürlich auch bei der Zulassung neuer Impfstoffe. Und man muss bei der Betrachtung der EMA und ihrer Entscheidungen immer eines ganz klar sehen: Die EMA war als Behörde seit ihrer Gründung 1995 bis ins Jahr 2010 dem EU-Kommissar für Industriepolitik unterstellt. 15 Jahre lang wurden also die Pharmabranche und ihre Produkte, die Arzneimittel, europäisch primär als Industrie betrachtet, die Arbeitsplätze schafft und Wirtschaftswachstum ermöglicht. Und die EMA hatte die Aufgabe, dass das alles möglichst reibungslos funktioniert.

Zunächst denkt man ja, dass eine sensible Angelegenheit wie die Sicherheit von Arzneimitteln und speziell von Impfstoffen bei einem Ressort wie dem Verbraucherschutz oder zumindest der Gesundheit besser aufgehoben wäre als bei der Industriepolitik, und viele Entscheidungen der EMA riefen dann auch bei Experten für Arzneimittelsicherheit großes Unbehagen hervor. In Deutschland rückte diese mächtige EU-Behörde erstmals so richtig in den Fokus des Medieninteresses, als im Februar 2008 das Nachrichtenmagazin *Frontal 21* berichtete, dass die EMA zu fast zwei Dritteln von den Arzneimittelherstellern finanziert wird. Dabei handelt es sich um Gebühren, die die Behörde von den Konzernen für Leistungen wie die Prüfung von Zulassungsanträgen erhebt, also im Prinzip nichts Ungewöhnliches, aber in der Höhe bedenkenswert. Dass daraus eine gewisse Nähe zur Pharmaindustrie – sie war ja vom EU-Kommissar für Industriepolitik (in den letzten Jahren war das der deutsche Günther Verheugen) ausdrücklich erwünscht – erwächst, liegt auf der Hand. Richtig brisant wurde der Beitrag von *Frontal 21* aber, als über vier Mitglieder eines EMA-Ausschusses zur Bewertung eines Zulassungsantrags für ein neues Krebsmedikament berichtet wurde, sie hätten Zahlungen von der Industrie erhalten. Laut des Berichts konnte diese Behauptung mittels EMA-interner Dokumente belegt werden. Da schlugen die Wellen der Entrüstung doch hoch. Für den Bremer Pharmakritiker Prof. Peter Schönhöfer liegt die Wurzel des Übels bereits in der Finanzierung der Behörde durch die Gebühren der Industrie: »Wer finanziert, der bestimmt auch, was entschieden wird. Das ist die Grundlage für die schlechte Qualität der Entscheidungen der EMA«, so Schönhöfer. Die EMA dagegen beteuerte eilig ihre Unabhängigkeit und versuchte damit, ihre Glaubwürdigkeit in strittigen Fragen zur Sicherheit von Arzneimitteln nicht zu verlieren. Schriftlich teilte sie *Frontal 21* mit: »Ausschussmitglieder und Sachverständige dürfen keinerlei finanzielle oder sonstige Interessen in der pharmazeutischen Industrie haben, die ihre Unparteilichkeit beeinflussen könnten.« Allerdings wurde dann nach Vorlage der internen EMA-Dokumente zu den vier »gekauften« Experten eingeräumt, dass »diese praktische Erfahrung (mit oder in der pharmazeutischen Industrie) für die Kompetenz der Sachverständigen einerseits von Vorteil [sei; Verf.], aber auch Grund von Befangenheit sein [könne; Verf.]«. Mit anderen

Worten: Finanzielle oder andere Zuwendungen der Industrie sind für die EMA kein Grund, Sachverständige wegen möglicher Parteilichkeit auszuschließen. Das wiederum würde bedeuten, dass nicht garantiert werden kann, dass die Entscheidungen der EMA von der Pharmaindustrie nicht beeinflusst sind, schlimmer noch, dass die oberste europäische Behörde sich in den Dienst der Arzneimittelhersteller stellt. Prof. Schönhöfer spricht sogar von der EMA als »Handlanger für die Pharmaindustrie«.

Inzwischen trat hier eine zu begrüßende Veränderung ein. Die EMA wechselte im Frühjahr 2010 in den Geschäftsbereich des europäischen Kommissars für Gesundheit und damit sind auch die Fragen der Arzneimittelsicherheit nun zumindest offiziell da angekommen, wo sie hingehören, nämlich bei den für die Gesundheit der Menschen wichtigen Themen. Ob allerdings auch ein neues Denken bei der EMA und den dort tätigen Entscheidungsträgern einkehrt, bleibt abzuwarten. Bekannt geworden ist hiervon noch nichts, zumindest was eine wesentliche Verbesserung der Arzneimittelsicherheit anbelangt. Bevor wir aber die Entscheidungen der EMA zu Risiken von Impfstoffen näher betrachten, muss vorher noch ein kurzer Exkurs zur Arzneimittelzulassung erfolgen, da ohne eine amtliche Zulassung gar nichts geht.

Wie funktioniert die Zulassung eines neuen Impfstoffs?

In Deutschland regelt ein spezielles Gesetz all die Vorgänge um die Zulassung und den sonstigen Umgang mit Arzneimitteln, zu denen auch die Impfstoffe gehören. Das Arzneimittelgesetz (AMG) und alle ergänzenden Regularien der europäischen Behörden (EU-Richtlinien) bilden zusammen eine eigene Wissenschaft, die vermutlich nicht weniger kompliziert ist als die

Immunologie. Es gibt sogar eine Deutsche Gesellschaft für regulatorische Angelegenheiten, die auf ihrer Website von sich selbst sagt: »Die Deutsche Gesellschaft für Regulatory Affairs e.V. ist eine wissenschaftliche Fachgesellschaft im Bereich der Zulassung von Arzneimitteln. Die DGRA versteht sich als Kommunikationsplattform für Mitarbeiter der Zulassungsabteilungen der pharmazeutischen Industrie, von Behörden und wissenschaftlichen Institutionen. Durch die Teilnahme an Workshops, Intensiv-Seminaren und dem Jahreskongress können sich Mitglieder und Interessierte zu den Themen von Drug Regulatory Affairs weiterbilden. In Kooperation mit der Universität Bonn betreibt die DGRA einen weiterbildenden, berufsbegleitenden Studiengang zum Master of Drug Regulatory Affairs.« Man kann sich also universitär zum Meister für regulatorische Angelegenheiten ausbilden lassen. Dieser Hinweis soll deutlich machen, dass hier an dieser Stelle nur die wirklich grundsätzlichen Dinge angesprochen werden können und sollen. Spätestens wer die Definition liest, was denn nun nach dem Gesetz als Arzneimittel betrachtet werden muss, versteht, warum nur das Grundlegendste angesprochen werden kann: »Stoffe oder Stoffzusammensetzungen, die als Mittel mit Eigenschaften zur Heilung oder zur Verhütung menschlicher oder tierischer Krankheiten bestimmt sind oder aber im oder am menschlichen oder tierischen Körper verwendet oder einem Menschen bzw. Tier verabreicht werden können, um entweder die menschlichen bzw. tierischen physiologischen Funktionen durch eine pharmakologische, immunologische oder metabolische Wirkung wiederherzustellen, zu korrigieren oder zu beeinflussen oder eine medizinische Diagnose zu erstellen«.

Das deutsche Arzneimittelgesetz

Bis zum Jahr 1961 gab es in Deutschland kein eigenes Arzneimittelgesetz, stattdessen aber verschiedene Vorschriften und Bestimmungen, die in anderen Gesetzen und Verordnungen bunt verteilt waren. Die Notwendigkeit, die immer vielfältigeren Arzneimittel gesetzlich unter einen Hut zu bringen, wurde in anderen Ländern früher erkannt. Im Zuge der Neugründung der Europäischen Wirtschaftsgemeinschaft (EWG) wurde ab 1957 von den beteiligten Staaten – neben Deutschland waren das Frankreich, Belgien, Italien, Luxemburg und Holland – das Thema Arzneimittel zum Diskussionsgegenstand erhoben. Die Partnerländer forderten Deutschland, das als einziges Land kein richtiges Arzneimittelgesetz vorweisen konnte, im Sinne der »Angleichung der europäischen Rechtsvorschriften« zum Erlass eines solchen nationalen Gesetzes auf. Dem kam man 1961 nach und schuf bei dieser Gelegenheit zugleich ein eigenes Gesundheitsministerium.

Das erste Arzneimittelgesetz von 1961 enthielt keine Verpflichtung für die Hersteller, Wirksamkeit und Sicherheit ihrer Medikamente nachzuweisen, sondern sah lediglich ihre Registrierung vor. Die Frage, ob die Medikamente überhaupt verträglich waren und tatsächlich halfen, überließ man den Pharmakonzernen, ohne dies besonders gesetzlich zu regeln. Dass aber gerade die Sicherheit von Arzneimitteln einer effektiven Überwachung bedurfte, zeigte erst wieder eine Katastrophe: Durch die *Contergan*-Affäre, die ab November 1961 immer deutlicher die manchmal furchtbaren Folgen eines zu sorglosen Umgangs mit Arzneimitteln offenbarte, wurden vermehrt Forderungen nach einer Verbesserung der Arzneimittelsicherheit gestellt. Es dauerte allerdings zehn Jahre, bis im Juli 1971 die sogenannte »Richtlinie über die Prüfung von Arzneimitteln« verabschiedet wurde. Hierin wurden erstmals die Grundsätze für die pharmakologisch-toxikologische Prüfung (an Versuchstieren) und die klinische Prüfung (beim Menschen) definiert. Mit dieser Vorschrift hatte man eine Art staatlich kontrollierte Zulassung eingeführt, da das dafür zuständige Bundesgesundheitsamt angewiesen wurde, nur noch solche Arzneimittel zu registrieren, die nach der Richtlinie geprüft worden waren.

Das heute geltende Arzneimittelgesetz basiert auf der grundsätzlich geänderten Version von 1976, die am 1. Januar 1978 in Kraft trat und sowohl für Human- als auch für Tierarzneimittel gilt. Die wichtigsten Punkte, die im neuen Gesetz geregelt wurden, waren die Zulassung und Registrierung, der Schutz des Menschen bei der klinischen Prüfung, die Beobachtung, Sammlung und Auswertung von Arzneimittelrisiken und die Haftung bei Arzneimittelschäden. Kurz, hier hatte man nun also auch Aspekte der Sicherheit berücksichtigt. Im Gesetz verankert war außerdem der Aufbau eines Informationssystems, um Arzneimittelrisiken zu sammeln, auszuwerten und Abwehrmaßnahmen ergreifen zu können (Stufenplanverfahren). Dazu später mehr.

Bislang wurde das Gesetz von 1976 durch 15 Änderungsgesetze novelliert, die vor allem EU-Beschlüsse in deutsches Recht überführten. So wurde der deutsche Markt für Arzneimittel aus anderen EU-Mitgliedstaaten mit der 7. AMG-Novelle (1998) durch die Schaffung zusätzlicher Zulassungsverfahren zugänglich gemacht. Das bedeutete, dass neben der nationalen Zulassung bei der deutschen Zulassungsbehörde (für Impfstoffe war und ist das noch immer das Paul-Ehrlich-Institut in Langen) nun auch eine EU-Zulassung eingeführt wurde, die entweder zentral durch die bereits bekannte EMA in London (»zentrales Verfahren«) oder durch das »Verfahren der gegenseitigen Anerkennung« (*Mutual Recognition*, MR-Verfahren) erteilt werden kann. Beim MR-Verfahren wird eine zuvor in einem anderen EU-Land national erteilte Zulassung für den deutschen Markt akzeptiert. Inzwischen ist das zentrale Verfahren bei der EMA sogar für eine Reihe von Arzneimitteln zwingend vorgeschrieben. Dazu gehören biotechnologisch hergestellte Arzneimittel und monoklonale Antikörper sowie Humanarzneimittel mit neuen Wirkstoffen zur Behandlung von Aids, Diabetes mellitus, Krebs, neurodegenerativen Erkrankungen, Autoimmunerkrankungen und anderen Immunschwächen und Viruserkrankungen. Auch die meisten neuen Impfstoffe werden im zentralen Verfahren zugelassen.

Der Schwerpunkt eines jeden Zulassungsverfahrens ist die Sichtung der vom Pharmaunternehmen vorgelegten Unterlagen, die die Qualität, die Wirksamkeit und natürlich die Unbedenklichkeit belegen sollen. Dabei wird von der Arzneimittelbehörde auch geprüft, ob die Herstellung, die Qualitätskontrolle und die vorgeschriebenen Studien (pharmakologisch-toxikologische Prüfung und die klinischen Prüfungen) nach den vorgeschriebenen Standards durchgeführt wurden und dem Stand der wissenschaftlichen Erkenntnis entsprechen.

Der Versuch am Menschen

Dreh- und Angelpunkt der Zulassung sind die klinischen Studien, bei denen ein neuer Impfstoff am Menschen ausprobiert wird. Für die Durchführung von klinischen Studien gibt es international etablierte Regeln zu beachten. Sie sind in der Deklaration von Helsinki, die ethische Grundsätze für die Forschung am Menschen festlegt, verankert und werden durch die sogenannte »gute klinische Praxis« (*Good Clinical Practice*, GCP) flankiert.

Im Jahr 1964 verabschiedete die Generalversammlung des Weltärztebundes (World Medical Association, WMA) eine Erklärung, die nach dem Ort der Zusammenkunft benannt wurde und in die Medizingeschichte einging: die Deklaration von Helsinki. Sie enthält die ethischen Grundsätze zur medizinischen

Forschung am Menschen aus Sicht der Ärzteschaft. Diese Grundsätze wurden mehrmals von der WMA überarbeitet und aktualisiert, wobei die aktuellste Version aus dem Jahr 2008 stammt. Die Deklaration von Helsinki erschien gerade nach den unglaublichen Verfehlungen der »forschenden« Ärzteschaft im Zeitalter des Nationalsozialismus als dringend erforderliches Dokument, um die Menschen zu schützen, an denen im Namen des medizinischen Fortschritts Versuche durchgeführt werden sollten. Die wichtigsten Regeln der Deklaration von Helsinki sind die Freiwilligkeit der Teilnahme an klinischen Studien und die in verschiedenen Paragrafen zusammengefassten Grundsätze, dass dem Probanden kein irgendwie vermeidbarer Schaden zugefügt werden darf. Die Deklaration ist ein Dokument mit internationaler Gültigkeit und kann (theoretisch) nicht durch nationale Gesetze umgangen oder aufgehoben werden. Sie ist ein Dokument von Ärzten für Ärzte, was das Problem birgt, dass sich andere Berufsgruppen, die an klinischen Studien beteiligt sind, unter Umständen nicht der Deklaration verpflichtet fühlen. In Deutschland fand sie Eingang in die Berufsordnung für Ärzte und die aktuellste Fassung kann in deutscher Übersetzung auf der Website der Bundesärztekammer (www. bäk.de) gefunden werden.

Daneben gibt es das inzwischen internationale, multistaatliche Regelwerk der »guten klinischen Praxis« (*Good Clinical Practice*, GCP). Dabei handelt es sich um ein unabhängig von der Ärzteschaft geschaffenes gesetzliches Dokument, das ebenfalls die Durchführung von klinischen Studien regelt. Es schreibt den Schutz der Menschen vor und legt insbesondere aber auch Qualitätsstandards fest, die für die Aussagekraft der Studien in Hinblick auf eine Arzneimittelzulassung entscheidend sind. Das erste Land mit solchen formalen Regeln zur Durchführung von Studien waren 1977 die USA. In der Europäischen Gemeinschaft folgten erste Richtlinien 1991. Relativ schnell wurde aber klar, dass moderne Pharmaforschung ein internationales Geschäft ist. Deshalb musste für die Firmen, die klinische Studien durchführten, eine weltweite Angleichung der Regeln mit der Zulassung ihrer Produkte verbunden werden. Zu diesem Zweck wurde zwischen Europa und den USA die International Conference on Harmonisation (ICH) gegründet, deren Aufgabe es ist, die Standards für klinische Studien so anzugleichen, dass sie praktisch weltweit von allen Zulassungsbehörden akzeptiert werden können. Im Jahr 1996 wurde die detaillierte ICH-GCP-Guideline E6 fertiggestellt und durch die EMA (damals noch EMEA) als europäische Leitlinie verabschiedet. Wie gesagt, die EMA unterstand damals dem EU-Kommissar für Unternehmen und Industrie und die GCP-Richtlinien sollten primär den Arzneimittelherstellern helfen, Probleme mit der Zulassung ihrer Produkte zu vermeiden.

Mit der EU-Richtlinie 2001/20/EG des Europäischen Parlaments und des Europäischen Rates vom 4. April 2001 wurden die Grundsätze für die Durchführung von klinischen Prüfungen in Europa nochmals ergänzt. Festgeschrieben wurde hier nochmals explizit der Schutz der Versuchspersonen: »Zum einen darf eine klinische Prüfung nur durchgeführt werden, wenn die Risiken für die Versuchsperson nicht in unangemessenem Verhältnis zu dem potenziellen Nutzen der medizinischen Forschung stehen. Zum anderen muss das Recht der Versuchsperson auf körperliche und geistige Unversehrtheit sowie das Recht auf Privatsphäre gewahrt werden.« Diese Ergänzung ändert aber nichts an dem Umstand, dass letztlich der sogenannte »Sponsor«, der Pharmakonzern, verantwortlich für eine Studie ist, mit der er ein Ziel anstrebt: die Arzneimittelzulassung oder die Indikationserweiterung für ein schon zugelassenes Arzneimittel. Es geht also letzten Endes meist um finanzielle Interessen.

Was hat der Sponsor zu tun? Vor Beginn der Studie muss er das zustimmende Votum einer Ethikkommission einholen und inzwischen auch die Genehmigung der jeweiligen nationalen Aufsichtsbehörden. Der Sponsor finanziert die Studie, stellt das Prüfarzneimittel zur Verfügung, organisiert und schult die beteiligten Ärzte und Kliniken. Ebenfalls vorgeschrieben ist eine Versicherung der Studienteilnehmer. Nach Durchführung einer klinischen Studie reicht der Sponsor die Studiendaten bei der Zulassungsbehörde zur abschließenden Prüfung ein. Sollte es während der Studie zu schwerwiegenden unerwarteten Ereignissen kommen, so gibt es definierte Handlungsanweisungen (*Standard Operation Procedures*, SOPs), wie zu verfahren und wer innerhalb welcher Zeitabstände zu informieren ist.

Phase 1 oder einer ist immer der Erste

Man darf letztlich niemals vergessen, dass jede klinische Studie ein Experiment am Menschen darstellt – und manchmal sehr böse Überraschungen mit sich bringt. Diese Erfahrung mussten 2006 sechs Probanden – so nennt man gesunde Teilnehmer an einer klinischen Prüfung – machen, die in London an einer Phase-1-Studie teilnahmen. Nach den Tierversuchen ist das der als nächster vorgeschriebene Schritt im Testverfahren. Was genau verabreicht wurde, wussten die Probanden nicht. Ihnen war nur klar, dass sie ein Medikament erhalten würden, das nie zuvor am Menschen getestet worden war. Mehr als 2000 Pfund sollten sie dafür erhalten. Am 13. März 2006 spritzten ihnen die Studienärzte eine Dosis Antikörper vom Typ TGN1412, zwei weitere Probanden erhielten zum Vergleich ein harmloses Placebo. Der neue Antikörper war zuvor an verschiedenen Tieren ausprobiert worden und es waren keinerlei Hinweise auf eine schwerwiegende Nebenwirkung beobachtet worden. Minuten nach der Injektion wanden sich alle sechs behandelten Männer vor Schmerzen. Kopf und Nacken schwollen massiv an, es kam zu einer völlig überschießenden Immunreaktion, einem Zytokinsturm. Alle sechs Männer mussten auf der Intensivstation behandelt werden und rangen mit dem Tod. Zum Glück starb keiner.

Vorkommnisse wie diese missglückte Phase-1-Studie zeigen deutlich, dass die im Tierversuch gewonnenen Erkenntnisse gerade beim Immunsystem mit Vorsicht zu interpretieren sind. Und sie veranlassten die Immunologen zu einem in diesem Zusammenhang etwas zynisch klingenden Satz: »*Mice tell lies*«, Mäuse erzählen Lügen.

Doch zurück zu unserem Zulassungsverfahren. In Phase 1 der klinischen Studien geht es um die erstmalige Überprüfung, wie der neue Arzneistoff im menschlichen Körper aufgenommen wird. Es werden erste Hinweise bezüglich der Verträglichkeit und der (Neben-)Wirkungen anhand der Reaktionen ausgesuchter gesunder, meist ausschließlich männlicher Probanden gesammelt. Phase 1 ist aber nicht nur für den kleinen Kreis der Testpersonen gefährlich, sondern auch für den Sponsor. Tritt hier schon eine Nebenwirkung auf, so bedeutet das oft das Aus für einen neuen Wirkstoff, obwohl man bei vielen Nebenwirkungen (oder genauer »Verdachtsfällen unerwünschter Arzneimittelwirkungen«, UAW) nicht definitiv sagen kann, ob sie durch das Medikament oder etwas anderes verursacht wurden.

Die Phasen 2 und 3

In Phase 2 wird nun der neue Wirkstoff tatsächlich dort verwendet, wo er später auch gebraucht wird, nämlich bei der Behandlung einer bestimmten Erkrankung. Die Wirkungen und Nebenwirkungen der Substanz werden registriert und erste Erkenntnisse zur Dosisfindung für die Phase 3 der klinischen Prüfung gewonnen. Insgesamt nehmen an Phase 2 meist 100 bis 500 Testpersonen teil. Eine Besonderheit bei Impfstoffstudien ist, dass weiterhin nur gesunde Probanden getestet werden, da die meisten Impfstoffe ja später auch bei gesunden Kindern und Erwachsenen als Schutz vor einer Erkrankung eingesetzt werden sollen. In diesen Studien gibt es strikte »Einschlusskriterien«, sprich Auswahlkriterien, die sicherstellen sollen, dass wirklich nur gesunde Probanden an der Studie beteiligt sind.

Ist auch diese Phase nach Erwarten erfolgreich absolviert, beginnt Phase 3. Die »randomisierte, doppelt verblindete, Placebo-kontrollierte klinische Studie« ist der Rolls-Royce der Arznei-mittelforschung. Hier wird eine große Zahl von Probanden (bei Impfstoffen) oder Patienten (bei anderen Arzneimitteln) zufällig auf zwei Gruppen verteilt und mit dem neuen Wirkstoff (oder Impfstoff) oder einem identisch aussehenden Scheinmedika-ment ohne pharmakologische oder immunologische Wirkung, einem Placebo, behandelt.

In der jüngeren Vergangenheit wurden in Impfstoffstudien gerne statt »echten« Placebos in der Placebogruppe bereits zugelassene andere Impfstoffe oder der neue Impfstoff ohne den antigenen Wirkstoff verwendet. Typische Beispiele sind hierfür die Studien der 2007 zugelassenen Impfstoffe gegen humane Papillomaviren (HPV), besser bekannt als Gebärmutterhalskrebsimpfung. Diese Studien zu den Impfstoffen *Gardasil* (Aventis-Pasteur) und *Cer-varix* (GlaxoSmithKline) werden später noch im Detail vorge-stellt. In beiden Medikamenten wurden als Placebo die Adjuvan-tien eingesetzt, die hinsichtlich der von ihnen möglicherweise ausgelösten unerwünschten Wirkungen zu den Hauptverdächti-gen zählen, wenn es um schwere Komplikationen geht. Warum tut man das? Ganz einfach: Treten in der mit echtem Impfstoff behandelten Studiengruppe schwere Autoimmunreaktionen auf, die möglicherweise durch das Adjuvans verursacht sind, so könnte das, vorausgesetzt in der Placebogruppe kommt es nicht zu solchen Komplikation, zu Problemen bei der Zulassung füh-ren. Findet man aber in der Placebogruppe auch derartige Komplikationen, so ist wieder alles in Ordnung, da die Komplikationsrate des neuen Impfstoffs auf Placeboniveau liegt und damit auch der Zulassung nicht im Wege steht. Aus Sicht der Sicherheitsbewertung der neuen Produkte sind solche Studien eigentlich absurd, und warum solche Studienpläne von den zuständigen Behörden genehmigt werden, bleibt rätselhaft.

Bei Arzneimitteln wird auch oft eine weitere Gruppe von Patienten mit einer schon zugelassenen Standardtherapie behandelt, um Vorteile des neuen Wirkstoffs gegenüber diesem Standard erkennen zu können. Es handelt sich dabei meist um große Studien mit über 1000 Teilnehmern und hier werden auch die Daten zur Häufigkeit von Nebenwirkungen gesammelt. Allerdings ist der Begriff der »großen Studie« natürlich relativ, da es auch seltene Nebenwirkungen gibt, zu deren Nachweis selbst 1000 oder 5000 Probanden bei Weitem nicht ausreichen. Wir werden schöne Beispiele solcher Studien später genauer betrachten.

Die Daten aus allen Phasen der Prüfung (präklinische und klinische Studien) werden schließlich im Rahmen des Zulassungsverfahrens bei der gewünschten Behörde eingereicht, wobei für neue Impfstoffe von den Herstellern das zentrale Verfahren durch die EMA bevorzugt wird. Das wichtigste Zulassungskriterium ist nun die Abwägung des Verhältnisses von Nutzen zu Risiko: Nur wenn der Nutzen des Arzneimittels die Risiken überwiegt, ist eine Zulassung gerechtfertigt. Die EMA vergibt die Aufgabe dieser Nutzen-Risiko-Analyse an eine nationale Arzneimittelbehörde, die federführend als »Berichterstatter« (Rapporteur) den Zulassungsantrag bearbeitet und von der EMA noch einen Co-Rapporteur (eine weitere nationale Behörde) zur Seite gestellt bekommt. Diese Prüfungsverfahren sind zeitlich strikt reglementiert, die Behörden müssen und sollen also zügig arbeiten.

Was mir trotz langjähriger Tätigkeit in der deutschen Zulassungsbehörde für Impfstoffe, dem Paul-Ehrlich-Institut, nie

ganz klar geworden ist, ist der Vergabemodus der »Rapportagen« an die einzelnen Behörden. Wie hier von der EMA ausge-
wählt wird, konnte ich nicht erkennen, geschweige denn nachvollziehen, sondern lediglich vermuten. Klar ist, dass natürlich
viele nationale Behörden solche Aufträge bekommen wollen, da
sie den wissenschaftlichen Ruf und auch die finanziellen Mittel
mehren. Die nationalen Institute wie das Paul-Ehrlich-Institut
für Impfstoffe und sein Pendant für »herkömmliche« Medikamente, das Bundesinstitut für Arzneimittel und Medizinprodukte (BfArM) in Bonn, müssen sich dabei im internationalen
Wettbewerb um Rapportagen mit der EMA gut stellen. Und wie
kann das gehen? Die Antwort liegt nahe: Als erfolgreiche Arbeit
werden in London schnelle Zulassungen mit möglichst wenigen
Problemen für die Hersteller betrachtet. Fallen einzelne Behörden wiederholt als zu »pingelig« bei der Prüfung der Sicherheitsdaten auf und verzögern sich damit die Zulassungen, kann das
dazu führen, dass man beim nächsten Mal andere und weniger
übersorgfältige Rapporteure sucht. Das wurde im Übrigen auch
von der Arzneimittelkommission der deutschen Ärzteschaft kritisiert, die in diesen Tendenzen eine Wandlung der nationalen
Kontrollbehörden hin zu reinen Dienstleistern der Pharmaindustrie sah und diese Bedenken auch öffentlich machte.[21]
Zurück zum zentralen Zulassungsverfahren: Haben Rapporteur
und Co-Rapporteur innerhalb der vorgesehenen Fristen ihre
Prüfung beendet, wird ein Bericht verfasst und von der EMA
bewertet. Sind die Beteiligten zu dem Schluss gelangt, dass ein
positives Verhältnis von Nutzen zu Risiko vorliegt, dann wird
der EU-Kommission eine Zulassung empfohlen. Diese Zulassung ist im Prinzip zeitlich unbegrenzt. Manchmal werden mit
ihr noch gewisse Auflagen verbunden, etwa die Durchführung
weiterer Studien zur Verbesserung der Datenlage. Solche Studien nach der Zulassung nennt man auch die Phase 4. Die Lauf-
zeiten solcher *Post-Marketing Safety Studies* sind meist deutlich

länger als in Phase 3 und sollen Aufschlüsse über Langzeitwirkungen und späte und/oder seltene Nebenwirkungen liefern. Man kann sich aber leicht vorstellen, dass solche Untersuchungen nach erfolgter Zulassung bei den Herstellern nicht mehr die allerhöchste Priorität besitzen und dass Projekte, die dem Aufspüren seltener Nebenwirkungen dienen, über kurz oder lang auf dem Abstellgleis landen. Und da es für den Sponsor einer Studie außer einer Meldepflicht bei der EMA keinerlei Verpflichtung zur Veröffentlichung der Ergebnisse gibt, erfährt die Fachwelt von »Fehlversuchen« meistens nichts. Auch dieses Nichtpublizieren von Daten, die nicht ins Marketingkonzept eines Sponsors passen, wird seit geraumer Zeit heftig kritisiert, da hier natürlich wichtige Informationen (gerade über unerwünschte Wirkungen) nicht an die Öffentlichkeit kommen. Außerdem besteht die Gefahr, dass eine Studie, die keinen Effekt einer Substanz nachweisen konnte, durch einen anderen Sponsor nochmals oder zumindest sehr ähnlich durchgeführt wird, was natürlich im Sinne der Probanden unterbleiben sollte.

Eine Bemerkung am Rande sei hier erlaubt: Das Phänomen, Daten, die nicht ins Konzept passen, besser für sich zu behalten und nur Positives zu veröffentlichen, erinnert mich stark an das Verhalten meines Sohnes bezüglich geschriebener Klassenarbeiten. Deren Ergebnisse werden auch nur sofort publik gemacht, wenn sich daraus ein gewisser »Marketingvorteil« ergibt. Allerdings erfährt man in diesem Vergleichsbeispiel mit einiger Verspätung meist auch, was gegebenenfalls schiefgelaufen ist – im Gegensatz zu unerwünschten Vorkommnissen bei den klinischen Studien.

Wie sicher ist der neue Impfstoff?

Nur die EMA ist mit dem zentralen Register EUDRACT über alle Ergebnisse durchgeführter Studien informiert und gewährt den nationalen EU-Behörden dort auf Anfrage Einblick. So bleiben die Daten einem sehr kleinen amtlichen Kreis vorbehalten, während die breite Öffentlichkeit entweder gar nichts oder nur bruchstückhaft davon erfährt, wenn widrige Ereignisse in den Studienphasen eingetreten sind. Das führt natürlich zu einer verzerrten Wahrnehmung bezüglich der Sicherheit der neuen Produkte, da aus fehlenden Veröffentlichungen über unerwünschte Wirkungen dann zu Unrecht abgeleitet wird, dass es keine Probleme gäbe. Dieses Phänomen ist als *publication bias* in der Wissenschaft gut bekannt und wird auch immer wieder vehement kritisiert. Zu einer Änderung der rechtlichen Lage hat das allerdings noch nicht geführt. Hier wäre die EMA bzw. die europäische Kommission dringend gefordert, eine Verpflichtung zur Veröffentlichung aller Daten aus klinischen Studien vor der Zulassung eines neuen Arzneimittels durchzusetzen, da nur so ein transparenter Status quo der verfügbaren Sicherheitsdaten vor der breiten Markteinführung geschaffen werden kann. Dies aber liegt selbstverständlich nicht im Interesse der Pharmakonzerne, da ehrliche Berichte über unerwünschte Ereignisse in den Studien nicht in das angepeilte Vermarktungskonzept passen und zu unerfreulichen Diskussionen führen können. Dies gilt insbesondere für Impfstoffe. Hier wird gerne nach dem Motto verfahren: Bloß keine schlafenden Hunde wecken. Zur Veröffentlichung gelangen dagegen nur Studien, die zeigen sollen, dass kein Zusammenhang zwischen einer vermuteten unerwünschten Wirkung und einer bestimmten Impfung gefunden werden konnte.

Was ist ein Risikosignal?

Treten nach der Anwendung eines Arzneimittels (oder nach der Impfung) beim behandelten Menschen gesundheitliche Probleme auf, so kann das an der Arzneimittelgabe bzw. der Impfung liegen oder aber sie tauchen nur zufällig auf. Dann hätte der Betroffene das Gesundheitsproblem auch ohne Impfung bekommen. Hier spricht der Fachmann von einer Koinzidenz, einem zufälligen zeitlichen Zusammentreffen von zwei Ereignissen, ohne dass zwischen den Ereignissen ein kausaler Zusammenhang besteht. Nun sind solche Fragen nach der Kausalität von Ereignissen sehr schwer zu beantworten, wenn die eigentlichen Ursachen dieser Ereignisse, in diesem Fall also die Ursachen der aufgetretenen Erkrankungen, nicht bekannt sind. Das klingt etwas kompliziert und leider ist es das auch in der Realität.

Tritt also beispielsweise nach einer Impfung eine Erkrankung auf, deren Ursache man nicht kennt, so ergibt sich zunächst ein »Risikosignal«. Das heißt zunächst nichts anderes als: Entweder liegt hier ein Problem vor oder ein Fall von Koinzidenz. Kommt es nun zu einer Häufung der Erkrankung in zeitlicher Nähe zu der Impfung, so wird das Risikosignal stärker. Was kann man tun, um zu einer Klärung der Frage zu kommen? Es gibt mehrere Handlungsmöglichkeiten.

Zum einen kann man eine große Post-Marketing Safety Study mit einer Gruppe geimpfter und einer Gruppe ungeimpfter Probanden durchführen und die Häufigkeit der zu beobachtenden Erkrankung, des Risikosignals, in beiden Gruppen vergleichen. Tritt die Erkrankung in der geimpften Gruppe signifikant häufiger auf, dann liegt ein kausaler Zusammenhang vor. Dieser Weg ist allerdings mühsam, arbeitsintensiv und teuer und wird von den Pharmakonzernen nicht gerade bevorzugt.

Ein Beispiel für dieses Vorgehen waren die Untersuchungen der Schweizer Arzneimittelbehörde SWISSMEDIC, die sich vor einigen Jahren mit dem Problem von Lähmungen des Gesichtsnerven (Fazialisparese) nach Anwendung eines neu entwickelten Grippeimpfstoffs in Nasensprayform konfrontiert sah. Innerhalb weniger Monate waren von den mit dem Nasenspray impfenden Ärzten aus der Schweiz 46 Fallberichte einer Fazialisparese nach der Impfung gemeldet worden. Diese Anzahl von Meldungen wurde in der Arzneimittelbehörde als Risikosignal interpretiert. Man überprüfte den Verdacht eines kausalen Zusammenhangs, indem man eine umfangreiche Studie durchführte. In der gesamten deutschsprachigen Schweiz wurden aktiv alle mit der Behandlung von Fazialisparesen betrauten Ärzte kontaktiert, um zuerst einmal sämtliche Fälle von Fazialisparesen in dieser Region zu sammeln. Zu den gefundenen Fällen wurde anschließend im Sinne einer Fall-Kontroll-Studie eine passende Kontrollgruppe ausgesucht, also gesunde Menschen ohne Fazialisparese, die aber von Alter, Geschlecht usw. den Erkrankten entsprachen. Mithilfe dieser Kontrollgruppe wurde dann das relative Risiko berechnet, d.h. man überprüfte, welche Gemeinsamkeiten sich bei den Erkrankten im Vergleich zu den Gesunden fanden. Das Ergebnis: Gegenüber den Kontrollpersonen fand sich ein 19-fach erhöhtes Risiko zur Entwicklung einer Fazialisparese nach der Impfung mit dem intranasalen inaktivierten Impfstoff – somit war ein kausaler Zusammenhang statistisch belegt. Das Zeitintervall des größten Risikos lag bei 31 bis 60 Tagen nach der Impfung. Der Impfstoff wurde daraufhin umgehend vom Markt genommen.[22] Dies war das Vorgehen in der Schweiz, die wohlgemerkt als Nicht-EU-Land nicht der EMA untersteht, sondern ihre eigene Arzneimittelbehörde hat.

Der zweite Weg, der beschritten werden kann, um ein Risikosignal zu »entschärfen«, besteht darin, die Ursache der Erkrankung (des Risikosignals) aufzuklären und mittels der neuen pathophysiologischen Erkenntnisse im Zuge der Heilung die Frage nach der Kausalität zu beantworten. Diese Methode ist allerdings bei Erkrankungen, bei denen die Auslösemechanismen völlig unklar sind, sehr schwierig anwendbar. Nehmen wir wieder das Beispiel Impfen: Bei einer Vielzahl der schweren Impfkomplikationen handelt es sich um Autoimmunerkrankungen, deren genauer Entstehungsmechanismus trotz großer Bemühungen der wissenschaftlichen Welt noch immer nicht klar ist.

Bleibt noch eine dritte Möglichkeit im Umgang mit Risikosignalen. Man beruft eine Expertenrunde ein, die das Problem diskutiert und dann abschließend dazu Stellung nimmt. Dieses Vorgehen hat durchaus seine Vorteile: Das Ganze geht relativ schnell, ist einigermaßen kostengünstig und je nach Auswahl der eingeladenen Experten sind auch die Ergebnisse ganz gut vorhersehbar. Aus diesen pragmatischen Gründen bevorzugt wie alle anderen Behörden auch die EMA das Verfahren der Expertenrunde zur Klärung schwieriger Sicherheitsfragen bei Impfstoffen. Ein gutes Beispiel hierfür ist die Geschichte des Sechsfach-Kombinationsimpfstoffs *Hexavac*, die hier exemplarisch dargestellt werden soll.

Die Hexavac-*Story*

Die hexavalenten (Sechsfach-)Impfstoffe *Hexavac* und *Infanrix Hexa* von GlaxoSmithKline wurden zeitgleich im Herbst 2000 von der europäischen Arzneimittelagentur EMA in einem zentral für ganz Europa geltenden Verfahren zugelassen. Eine solche zentrale Zulassung ist Pflicht für alle Arzneimittel, die rekombinante (gentechnisch) hergestellte Inhaltsstoffe enthalten, was bei den hexavalenten Impfstoffen für die Hepatitis-B-Komponente der Fall ist.

Die beiden Impfstoffe sind allerdings keine identischen Produkte. *Hexavac* wird komplett als Flüssigkeit in Fertigspritzen abgefüllt, während *Infanrix Hexa* die Hib-Komponente als Trockenpulver mitliefert und der Impfstoff vor der Anwendung noch aufbereitet und gemischt werden muss. Das bedeutet mehr Aufwand für den Arzt, weshalb der Hersteller von *Hexavac* den Vorteil der einfacheren Anwendung als Verkaufsargument ins Feld führen konnte. Dass die Produkte *Hexavac* und *Infanrix Hexa* auch vom Risikoprofil her nicht identisch zu bewerten sind, weiß man seit geraumer Zeit. In einer vergleichenden Studie aus den Jahren 2001 bis 2003 wurde nach Abschluss der Pilotphase wegen signifikant höherer Nebenwirkungsraten für *Hexavac* das Produkt aus der Studie genommen und nur noch mit *Infanrix Hexa* weitergeimpft.[23]

Dem musste Tragisches vorangehen. Im Jahr 2001, als die hexavalenten Impfstoffe eine immer weitere Verbreitung fanden, wurde von Prof. R. Penning, einem Pathologen aus München, dem Paul-Ehrlich-Institut der Fall eines innerhalb von 24 Stunden nach der *Hexavac*-Impfung verstorbenen Kindes gemeldet. Prof. Penning ging nicht von einem plötzlichen Kindstod aus, da ihm bei der Obduktion ein ungewöhnlich massives Hirnödem aufgefallen war. Bis zum Jahr 2004 kamen fünf weitere unklare Todesfälle nach hexavalenter Impfung hinzu, wobei die verstorbenen Kinder zwischen 4 und 17 Monate alt waren. Fünf von den insgesamt sechs in München obduzierten Kindern waren mit *Hexavac* geimpft worden. Prof. Penning forschte nach Ursachen und fand bei den verstorbenen Kindern Hinweise auf eine verzögerte allergische Reaktion.[24]

Die Fälle sind mir persönlich noch sehr gut in Erinnerung, weil ich damals im Paul-Ehrlich-Institut im Referat für Arzneimittelsicherheit tätig war und mit Prof. Penning in intensivem telefonischem Kontakt stand, um die Gründe der fatalen Fälle zu bewerten und eventuell Maßnahmen zum Schutz der Impflinge zu ergreifen. Allerdings entschied die EMA als zuständige Behörde für zentral zugelassene Produkte, dass der Verdacht auf einen Zusammenhang zwischen der *Hexavac*-Impfung und den beobachteten Hirnschwellungen mit Todesfolge nicht als erwiesen gelten konnte und dass mehr Information erforderlich sei, um ein behördliches Eingreifen z.B. in Form eines Aufschubs der Zulassung bis zur Klärung der Situation zu rechtfertigen. Keinesfalls wollte man ein erst kürzlich zugelassenes, modernes Produkt wegen des Verdachts auf tödliche Komplikationen suspendieren, auch im Hinblick auf den dadurch mit Sicherheit zu erwartenden Schaden für die Impfbereitschaft der Bevölkerung. Aus diesem Grund beauftragte das Paul-Ehrlich-Institut sodann Prof. Rüdiger von Kries von der Universitätsklinik in München und seine Mitarbeiter, die Frage des Zusammenhangs zwischen den unklaren Todesfällen nach Anwendung von hexavalenten Kombinationsimpfstoffen mit epidemiologischen Methoden zu untersuchen. Die Ergebnisse dieser Studie waren nach zunehmend kritischer Berichterstattung in Massenmedien wie *Focus* oder der ZDF-Sendung *Mona Lisa* mit großer Spannung erwartet worden. Nun sind sie im *European Journal of Pediatrics* veröffentlicht und wegen ihrer Brisanz hat die Zeitschrift dem Artikel gleich noch ein Editorial von Heinz-J. Schmitt vorangestellt, der als Vorsitzender der Ständigen Impfkommission am Robert-Koch-Institut (STIKO) an der Erarbeitung der öffentlichen Impfempfehlungen maßgeblichen Anteil hat.[25]

Worin besteht nun die Sprengkraft dieser Untersuchung? Natürlich in der legitimen Forderung nach extrem hohen Sicherheitsstandards für Kinderimpfstoffe. Eine rein prophylaktische Maßnahme wie das Impfen, gerade gegen im Kindesalter sehr seltene Erkrankungen wie z.B. Hepatitis B, steht nicht im Verhältnis zu den Risiken unerwünschter Wirkungen und wird angesichts unklarer Todesfälle zu Recht infrage gestellt. Traurige Tatsache ist, dass diese Sicherheitsstandards zumindest in Deutschland leider nur auf dem Papier existieren. Es gibt auch nach Einführung des Infektionsschutzgesetzes im Jahr 2001 keine zufriedenstellende Erfassung von unerwünschten Reaktionen nach Impfungen, wie das Paul-Ehrlich-Institut als zuständige Behörde wiederholt einräumen musste.[26] So hatten es auch von Kries und seine Mitarbeiter schwer. Sie mussten anhand der »Spontanerfassungsdaten« für Impfkomplikationen – diese sollten allerdings nach Einführung der Meldepflicht für Impfkomplikationen im Jahr 2001 so spontan gar nicht mehr sein – und der schwierig zu interpretierenden Datenbasis zu Todesfällen in den ersten beiden Lebensjahren in Deutschland zu klaren Aussagen bezüglich des Risikos bestimmter Impfstoffe gelangen. Die herrschende Verwirrung wird schon in der vorangestellten Zusammenfassung, dem *abstract* der veröffentlichten Studie deutlich, wo zunächst von »SUDs« als *sudden unexpected deaths* die Rede ist und wenige Zeilen weiter dann die Abkürzung »SUD« mit *sudden unexplained death* erklärt wird. Unerwartet waren diese Todesfälle mit Sicherheit, aber ganz so unerklärbar, wie dies von Kries und auch Schmitt im Editorial behauptet wird, sind sie eben nicht. Und hier kommen wir wieder zur eigentlichen Brisanz der Untersuchung: Denn man fand trotz der umfassend geschilderten methodischen Probleme ein Risikosignal. Dieses betraf die Impfung im zweiten Lebensjahr und nur das Produkt *Hexavac*. Statt der errechneten und zu erwartenden 0,13 Todesfälle waren innerhalb von zwei Tagen nach *Hexavac*-Impfung drei Todesfälle gemeldet worden.

Das wiederum bestätigt die Ergebnisse der bereits genannten Arbeit von Prof. Penning. Doch die EMA als Zulassungsbehörde für *Hexavac* sah zunächst auch nach der Veröffentlichung der Studie der Arbeitsgruppe von Kries mit statistisch belegtem erhöhtem Risiko keinen Handlungsbedarf. Man empfahl mit knappen Worten eine »besonders intensive Überwachung der Produkte durch die Angehörigen der Gesundheitsberufe« und verwies auf die Expertenrunden, die sich mit dem Problem ja bereits auseinandergesetzt hatten – allerdings vor der Veröffentlichung der Münchner Studie.

Völlig überraschend kam dann am 20. September 2005 die Anordnung der EMA, die Zulassung für *Hexavac* auf Eis zu legen. Der Hersteller Aventis-Pasteur kündigte an, keinen Impfstoff mehr in Verkehr zu bringen, und rief die auf dem Markt befindlichen, noch nicht verimpften Dosen zurück. Die Begründung der Behörden und des Pharmakonzerns für diesen dramatischen Schritt verblüffte allerdings ebenfalls: Die Hepatitis-B-Komponente des Impfstoffs habe einen fraglichen Langzeitschutz. Auf Anfrage, warum der Impfstoff gerade zu *diesem* Zeitpunkt und aus *diesem* Grund vorübergehend vom Markt genommen wurde, verwies Aventis-Pasteur auf seine »wissenschaftlichen Daten«: Dabei allerdings handelte es sich um Studien, die bereits 2002 und Anfang 2004 veröffentlicht worden waren.

Die TOKEN-Studie

Die öffentliche Diskussion um *Hexavac* und die ungeklärten Todesfälle wollte nicht enden. Daher beschloss man, eine wissenschaftlich »saubere« Studie in Deutschland durchzuführen. Unter Leitung des Robert Koch-Instituts (RKI) erfasste man seit Beginn des dritten Quartals 2005 alle Todesfälle bei Kindern vom 2. bis zum 24. Lebensmonat. Diese Studie, bekannt unter dem Namen »TOKEN-Studie«, sollte bisher unbekannte Risikofaktoren für einen frühen Tod erkennen lassen (z.B. bestimmte Lebensumstände, problematische Schwangerschafts- und Geburtsverläufe, weitere Erkrankungen, medizinische bzw. medikamentöse Behandlungen einschließlich der empfohlenen Impfungen).

Die Untersuchung wurde vom Bundesministerium für Gesundheit (BMG) und dem Paul-Ehrlich-Institut (PEI) inhaltlich und finanziell gefördert. Maßgeblich an der Finanzierung waren jedoch auch die beiden pharmazeutischen Firmen Sanofi Pasteur

MSD und GlaxoSmithKline Biologicals beteiligt, beides Hersteller der Sechsfach-Kombinationsimpfstoffe. Und es sollte noch besser kommen: Die Planung und Durchführung der Studie wurde von einem hierzu berufenen Wissenschaftlichen Beirat begleitet. In diesem Beirat fanden sich u.a. Dr. Jan Leidel (seit April 2011 aktueller Vorsitzender der STIKO), das langjährige STIKO-Mitglied Prof. Ulrich Heininger und Prof. Daniel Brasseur aus Belgien, der damalige Vorsitzende des EMA-Ausschusses CHMP, der die Expertenrunde zu *Hexavac* geleitet hatte, die das Produkt für unbedenklich erklärte. In dieser Studie sollte explizit der Zusammenhang zwischen Impfungen (und hier natürlich ganz speziell *Hexavac*) und Todesfällen in den ersten beiden Lebensjahren untersucht werden. Das Produkt *Hexavac* hatte ja für die Anwendung im zweiten Lebensjahr ein Risikosignal geliefert.

Was geschah? Das Produkt *Hexavac* wurde wegen der überraschenden Marktrücknahme durch die EMA im Jahr 2005 in der TOKEN-Studie nicht untersucht, weil es im Studienzeitraum gar nicht angewendet wurde. Wer hier noch an Zufall glauben möchte – liegt richtig. Reiner Zufall, sagen nämlich die EMA und ihre Expertenrunde. Es sei ein Fall von Koinzidenz, dass zufällig zum Startzeitpunkt der TOKEN-Studie die Schwäche der Hepatitis-B-Komponente bei *Hexavac* entdeckt wurde, was eben dazu führte, dass das Medikament vom Markt genommen wurde. Erstaunlicherweise wurde in Deutschland aber den »nicht richtig gegen Hepatitis B geimpften« Kindern keine Kontrolle des Antikörpertiters (und damit des Impferfolgs) empfohlen und auch keine weiteren Maßnahmen vorgeschlagen, außer die begonnene Impfserie mit anderen Impfstoffen als *Hexavac* fortzusetzen.

Die Ergebnisse der TOKEN-Studie wurden vom Robert-Koch-Institut (RKI) im Frühjahr 2011 veröffentlicht. Eine gute Zusammenfassung findet sich auf der Website des Robert-Koch-

Instituts unter »Antworten des RKI auf häufig gestellte Fragen zur TOKEN-Studie«, die hier kurz und auszugsweise wiedergegeben werden sollen:

Hexavac® ist nicht mehr erhältlich. Welche Schlüsse lässt die Studie für diesen Impfstoff zu?

Anlass für die Studie waren Hinweise auf ein Problem mit dem Impfstoff Hexavac®. Hexavac® ist ein hexavalenter Impfstoff, auch Sechsfachimpfstoff genannt, der zur Grundimmunisierung und Auffrischimpfung gegen sechs unterschiedliche Infektionskrankheiten eingesetzt wird: Wundstarrkrampf, Diphtherie, Kinderlähmung, Keuchhusten, Haemophilus influenzae Typ b und Hepatitis B. Die TOKEN-Studie begann im Juli 2005. Im September 2005 wurde das Ruhen der Zulassung von Hexavac® angeordnet wegen der Befürchtung eines unzureichenden Langzeitschutzes gegen Hepatitis B, also nicht wegen der gemeldeten Todesfälle. Einen verringerten Impfschutz gegenüber Hepatitis B nach Hexavac®-Impfung zeigten auch Auswertungen der KiGGS-Studie des Robert-Koch-Instituts. Im September 2005 hatte die TOKEN-Studie gerade erst begonnen, Daten lagen zu diesem Zeitpunkt noch für keinen Fall vor. Eine Aussage über Hexavac® lässt sich daher aus der TOKEN-Studie nicht ableiten.

Wie viele Eltern haben an der Studie teilgenommen?

Von den 676 Fällen, die dem RKI deutschlandweit über die Gesundheitsämter gemeldet wurden, haben die Eltern von 254 verstorbenen Kindern an der Studie teilgenommen. Die Teilnahmequote betrug 37,6%.

Wieso war die Teilnehmerquote so niedrig?

Erstens geht seit Jahrzehnten allgemein die Teilnahmebereitschaft an epidemiologischen Studien zurück. Einer der Gründe liegt darin, dass die persönliche Ansprache von möglichen Studienteilnehmern zunehmend dadurch erschwert ist, dass Telefonnummern immer seltener in Telefonbüchern verzeichnet sind. Zweitens durfte das RKI die Namen und Adressen von Eltern verstorbener Kinder aus Datenschutzgründen nicht erfahren, bevor die Eltern die Erklärung zur freiwilligen Studienteilnahme unterschrieben hatten. Die Ansprache und die Bemühungen zur Teilnehmergewinnung mussten daher von Mitarbeitern der Gesundheitsämter geleistet werden. Drittens muss bedacht werden, dass sich Eltern nach dem Verlust eines Kindes in einer emotionalen Extremsituation befinden. Gerade in dieser Situation ist die Frage einer Studienteilnahme keine einfache Entscheidung. Viele Eltern möchten das nicht.

Was hat die Studie gekostet und wer hat sie finanziert?
Für die Studie standen etwas mehr als 3 Millionen Euro zur Verfügung. Die Studie wurde vom Bundesministerium für Gesundheit (BMG), dem Paul-Ehrlich-Institut (PEI) und den pharmazeutischen Firmen GlaxoSmithKline und Sanofi Pasteur MSD finanziert. Vertraglich festgelegt waren die folgenden Teilbeträge: 210.000,00 Euro wurden durch das PEI eingebracht, 270.000,00 Euro durch das BMG und jeweils etwa 1,3 Millionen Euro durch GlaxoSmithKline und Sanofi Pasteur. Allerdings wurden nicht alle Mittel verbraucht, erst die Endabrechnung wird die genauen Beträge enthalten. (www.rki.de, Stand: 08.03.2011)

Bringen wir es auf den Punkt. Es wurde hier also drei Jahre lang und für etwa drei Millionen Euro von Herstellern und Behörden eine Studie durchgeführt, die wegen eines Risikosignals bei *Hexavac* erforderlich geworden war. Im Studienzeitraum war aber *Hexavac* nicht auf dem Markt und konnte folglich auch nicht untersucht werden. Was man mit dem nun erworbenen Erkenntnisgewinn anfangen kann, ist nicht so recht klar. Jedenfalls wurden die Ergebnisse der TOKEN-Studie im *Deutschen Ärzteblatt* veröffentlicht – unter der kryptischen Überschrift »Vorsichtige Entwarnung«. Weshalb und wovor aber vorsichtig entwarnt werden sollte, bleibt schleierhaft. Trotzdem sind alle an der Studie Beteiligten der Auffassung, hier gute Arbeit im Sinne der Impfstoffsicherheit abgeliefert zu haben. Die Sicherheit der Sechsfach-Kombinationsimpfstoffe wird durch diese Untersuchung nicht belegt, aber wenn in der nächsten Zeit der Impfstoff *Hexavac* mit einer nun wieder ausreichenden Langzeitwirksamkeit gegen Hepatitis B erneut auf den Markt kommen sollte, wird man garantiert auf die TOKEN-Studie verweisen. Wegen der Sicherheit.

Die STIKO

Die Ständige Impfkommission am Robert-Koch-Institut (STIKO) gibt es bereits seit den 1970er-Jahren. Die aktuelle Rechtsgrundlage für diese vom Bundesministerium für Gesundheit eingesetzte Expertenkommission ist §20 des Infektionsschutzgesetzes. Die STIKO hat 12 bis 18 Mitglieder, die sich zweimal jährlich in Berlin treffen und die öffentlichen Impfempfehlungen für Deutschland erarbeiten. Da Impfempfehlungen aber zum gesundheitspolitischen Hoheitsgebiet der einzelnen Bundesländer gehören, können die Länder die STIKO-Empfehlungen übernehmen oder aber auch eigene Empfehlungen aussprechen, wie dies zum Beispiel das Land Sachsen mit seiner SIKO, der Sächsischen Impfkommission tut.

Die Mitglieder der STIKO, deren Sekretariat beim Robert-Koch-Institut in Berlin angesiedelt ist, sind »ausgewiesene Experten aus unterschiedlichen Disziplinen der Wissenschaft und Forschung, des öffentlichen Gesundheitsdienstes und der niedergelassenen Ärzteschaft«. Sie werden für mindestens drei Jahre berufen und können auch mehrmals wieder berufen werden, eine zeitliche Grenze für den Verbleib in der STIKO gibt es nicht.

Die Mitgliedschaft in der STIKO ist für alle Mitglieder einschließlich des Vorsitzenden ein persönliches Ehrenamt, das mit keinerlei Verdienst verbunden sein soll, um wirklich unabhängige Entscheidungen sicherzustellen. Die STIKO-Mitglieder sind bei ihrer Tätigkeit nur ihrem Gewissen verantwortlich und im Sinne der oft eingeforderten Transparenz inzwischen verpflichtet, eventuell bestehende Interessenkonflikte bei ihrer Berufung auf einem Fragebogen anzugeben. Diese Interessenkonflikte können z.B. bezahlte Tätigkeiten für einen Hersteller von Impfstoffen sein (Vorträge auf Kongressen, Mitarbeit bei Studien usw.). Man kann inzwischen auf der Seite der STIKO beim Robert-Koch-Institut (www.rki.de) alle diese angegebenen Interessenkonflikte der STIKO-Mitglieder auch öffentlich nachlesen (www.rki.de/.../STIKO/Mitgliedschaft/Kommissionsmitglieder/ Selbstauskünfte).

Außerdem sind das Bundesgesundheitsministerium, die obersten Landesgesundheitsbehörden, das Robert-Koch-Institut, das Paul-Ehrlich-Institut und der Gemeinsame Bundesausschuss GBA berechtigt, nicht stimmberechtigte Gäste zu den Sitzungen der STIKO zu entsenden.

Die STIKO erarbeitet auf ihren Treffen Empfehlungen für Impfungen, die bei Kindern und Erwachsenen angewendet werden sollen. Was sie empfohlen hat, gilt somit als »öffentlich empfohlene« Impfung – und damit auch gleichzeitig als »medizinischer Standard«, an dem Ärzte sich orientieren müssen, wenn sie einen Patienten gemäß der ärztlichen Kunst behandeln wollen. Anders gesagt: Empfiehlt ein Arzt seinem Patienten die von der STIKO empfohlenen Impfungen, so hat er damit alles richtig gemacht. Empfiehlt und impft er dagegen anders, als es öffentlich empfohlen wurde, kann er ernsthafte Probleme bekommen, wenn der Patient nach einer weggelassenen Impfung die Krankheit bekommt. Unangenehm wird es für den Arzt auch, wenn er eine von der STIKO nicht empfohlene Impfung durchführt und danach eine Impfkomplikation auftritt. Der Staat haftet und entschädigt nur für Impfschäden, die nach einer »öffentlich empfohlenen« Impfung aufgetreten sind. Das klingt banal, kann aber heikel sein, wenn es z.B. nur für eine bestimmte Altersgruppe eine STIKO-Empfehlung gibt. Nehmen wir die HPV-Gebärmutterhalskrebsimpfung. Hier liegt eine Indikation zur Impfung nur für Mädchen zwischen 12 und 17 Jahren vor. Impft ein Arzt eine 18-jährige Frau, greift im Falle eines Impfschadens die staatliche Haftung nicht und die Geschädigte müsste sich an den Arzt halten, um ihre Ansprüche geltend zu machen, da dieser nicht gemäß dem medizinischen Standard beraten und geimpft hat.

Zusätzlich ist auch inzwischen gesetzlich geregelt, dass eine von der STIKO öffentlich empfohlene Impfung nach Zustimmung des Gemeinsamen Bundesausschusses GBA von den Krankenkassen erstattet werden muss. Nach der STIKO-Empfehlung für die Windpockenimpfung aller Kinder in Deutschland hatten einige Krankenkassen damals erklärt, die Kosten für diese recht teure und aus Kassensicht nicht notwendige Impfung nicht zu übernehmen. Das Gesundheitsministerium sah die Reputation der STIKO in Gefahr, da die Begründung der STIKO für diese Empfehlung nicht so recht überzeugen konnte. Es wurde hauptsächlich mit dem »volkswirtschaftlichen Schaden« der Windpocken argumentiert, was als Argument für eine weitere Impfung im Impfkalender der Kleinkinder auch von vielen Kinderärzten nicht akzeptiert wurde. Um die Diskussion um die Kostenerstattung und die damit verbundene Unruhe um den Sinn so mancher STIKO-Empfehlung zu beenden, wurde vom Bundesgesundheitsministerium kurzerhand verfügt, dass die Krankenkassen sich hier nicht mehr einmischen dürfen.

Man kann sich also gut vorstellen, welche Aufmerksamkeit STIKO-Mitglieder bei den Impfstoffherstellern genießen. Eine öffentliche Empfehlung durch die STIKO für einen neuen Impfstoff bedeutet »medizinischer Standard« und geregelte Kostenübernahme auch bei absurd hohen Preisen. Eine einzelne Fertigspritze des HPV-Impfstoffs kostet 147 Euro, erstaunlicherweise bei beiden Herstellern. Bei drei erforderlichen Impfdosen für die Grundimmunisierung jedes Mädchens zwischen 12 und 17 Jahren in Deutschland kommt hier ein recht ansehnliches Sümmchen zusammen. Dann muss natürlich der Impfschutz alle paar Jahre wieder aufgefrischt werden, vielleicht bis zum 40. oder 50. Lebensjahr. Dies soll nur die wirtschaftlichen Auswirkungen einer STIKO-Entscheidung veranschaulichen, auf die HPV-Impfung selbst komme ich später noch genauer zu sprechen.

Was nun die Institution STIKO anbelangt, so steht außer Frage, dass die Auswahl der STIKO-Mitglieder ein Politikum darstellt, bei dem sich das Bundesgesundheitsministerium nicht in die Karten schauen lässt. Nach wie vor ist es völlig unklar, wer wen und auf welchem Weg in die STIKO beruft. Dass hier auch die Pharmakonzerne ihre Vorschläge machen und auf verborgenen Pfaden an das Ministerium herantragen, dürfte niemanden überraschen. Irgendwie gelangt ein Name auf die Liste des Ministeriums und dann folgt die Berufung in die Kommission. Etwas spektakulär gestaltete sich die erst kürzlich erfolgte STIKO-Umgestaltung Anfang 2011. Der Vorsitzende, Prof. Hofmann aus Wuppertal, trat danach zurück. In einem Interview mit der *Badischen Zeitung* stand er Rede und Antwort:[27]

Minister Rösler hat jetzt auf einen Schlag die Hälfte der 16 Mitglieder ausgetauscht, zum Teil gegen deren Willen. Das spricht nicht gerade für politische Unabhängigkeit.

Während des Prozesses der Neuberufung wurden weder ich als Vorsitzender noch das Robert-Koch-Institut, an dem die STIKO beheimatet ist, darüber informiert, wer in das Gremium berufen werden soll. Die Gründe, warum jemand in die STIKO kommt oder warum er gehen muss, liegen im Dunkeln. Da spielen sicherlich auch politische Faktoren eine gewichtige Rolle.

Das heißt, hier wird versucht, über die Auswahl des Personals politischen Einfluss auszuüben?

Selbstverständlich. Eine Reihe der Neuberufenen war nicht einmal den alten STIKO-Mitgliedern bekannt. Selbst mit Googeln haben wir diese Leute teil-

weise nicht gefunden. Das kann nicht sein. Eigentlich kennt man als Wissenschaftler seine Gemeinde und die, die ein wissenschaftliches Standing haben.

Über die Gründe, warum jemand in die STIKO berufen wird,
darf also auch unter dem derzeitigen Gesundheitsminister Daniel Bahr (FDP) weiterhin spekuliert werden. Bei der Vielzahl
von neuen Impfstoffen, die sich aktuell in der letzten Phase der
klinischen Entwicklung befinden und bald auf den Markt kommen werden, scheint eine politisch »unkomplizierte« STIKO
dem Ministerium sehr wichtig zu sein.

MELKKÜHE AUF DER WIESE

Was Impfstoffe für die Pharmakonzerne so attraktiv macht

Impfungen gibt es seit mehr als 200 Jahren, wenn man die Jenner'sche Pockenimpfung als erste akzeptiert. Die industrielle Herstellung von Impfstoffen erfolgt seit gut 100 Jahren und früh wurde natürlich auch mit diesen Produkten bereits gutes Geld verdient. Allerdings standen die Impfstoffe bis zur letzten Dekade des 20. Jahrhunderts nicht unbedingt in dem Ruf, für die Arzneimittelhersteller die Top-Produkte (im neudeutschen Wirtschaftsjargon *cash cows* und im Extremfall *blockbuster*) zu sein. Das hat sich nun grundlegend geändert, wofür es einige gute Gründe gibt. Betrachtet man die Wirtschaftsseiten der Print- und Digitalmedien aufmerksam, so finden sich in den letzten Jahren immer wieder Meldungen wie diese:

Spiegel Online 26.01.2009

Pharmabranche

Wyeth-Übernahme durch Pfizer kostet mehr als zehntausend Arbeitsplätze

Die Übernahme des Impfstoff-Spezialisten Wyeth durch den Pharmariesen Pfizer ist eine schlechte Nachricht für die

130000 Beschäftigten beider Konzerne: Im Zuge des 68-Milli-arden-Dollar-Geschäfts sollen rund zehn Prozent der Stellen wegfallen.

New York – Es ist eine der größten Firmenübernahmen seit Jahren und die bedeutendste seit dem Ausbruch der Finanzkrise. Gemeinsam mit Wyeth wird der weltgrößte Pharmahersteller Pfizer seinen Vorsprung auf die Konkurrenz noch vergrößern. Zusammen kommen die zwei Pharmakonzerne, die heute in New York die Pläne für einen Zusammenschluss bestätigten, auf einen Jahresumsatz von zuletzt rund 75 Milliarden Dollar ...

Mit dieser Meldung ist es offiziell: Nun sind alle vier der größten Pharmariesen der Welt ins Impfstoffgeschäft eingestiegen. GlaxoSmithKline als zweitgrößter Pharmakonzern setzt ja seit Jahren auf Impfstoffe und ist in diesem Segment marktführend. Sanofi Aventis als weltweite Nummer drei ist mit der Tochter Sanofi Pasteur schon einige Jahre auf Impfstoffe spezialisiert und die Schweizer Manager des Novartis-Konzerns als derzeitige Nummer vier haben am 19. April 2006 die traditionsreichen Behringwerke in Marburg übernommen, die allerdings zuvor schon zum amerikanischen Chiron-Konzern gehört hatten. Bleibt eben noch Pfizer, der Branchenprimus. Der Pharmariese steigt mit der Übernahme von Wyeth nun auch in die erste Liga der Impfstoffhersteller auf, weil langfristig ohne Impfstoffsparte die Spitzenposition für Pfizer nicht zu halten gewesen wäre. Weshalb ist nun plötzlich das Interesse aller großen Pharmakonzerne und auch einer Vielzahl von kleineren Biotech-Firmen an Impfstoffen so groß geworden? Warum bewerten inzwischen auch Analysten Impfstoffe als die Medikamente mit dem größten Umsatzpotenzial?

Der Vorteil des Patentschutzes

Der erste und wichtigste Grund ist wieder einmal eine relativ un-scheinbare Veröffentlichung der EMA aus dem Jahr 2005, in der zu den sogenannten *biosimilars*, also zu biologischen Generika, Stellung genommen wird. Ein Generikum ist ein Arzneimittel, das nach Ablauf des Patentschutzes von anderen Herstellern zu einem Bruchteil des vorherigen Preises angeboten werden darf. Für die forschenden Unternehmen ist es deshalb absolut notwen-dig, einen solchen Patentschutz für ihre Produkte zuvor einge-richtet zu haben, da die Arzneimittelentwicklung heute eine sehr teure Angelegenheit geworden ist und auch Fehlschläge einkal-kuliert werden müssen. Um schlichtweg auf dem Markt existie-ren zu können, brauchen die Firmen eine gewisse Zeit der exklu-siven Vermarktung. Solange der Patentschutz währt, verkaufen sie die »echten« Innovationen zu echt hohen Preisen, ungeachtet der Tatsache, ob sie medizinisch wirklich sinnvoll sind. Was zählt, ist die Zahl der Verordnungen durch die Ärzte und die lässt sich durch kluges Marketing beeinflussen.

Zur Bewertung dieser in Zeiten knapper Kassen oftmals sehr hart diskutierten Frage, ob ein Medikament zu teuer vermarktet wird, hat man in Deutschland ein spezielles Institut geschaffen, das den »Wert« eines neuen Arzneimittels aufgrund der vorhan-denen Daten wissenschaftlich einschätzen soll. Erst nach Zu-stimmung dieses Instituts darf ein neues Medikament zulasten der gesetzlichen Krankenversicherung verordnet werden. Die Rede ist hier vom Institut für Qualität und Wirtschaftlichkeit im Gesundheitswesen (IQWiG), das 2004 gegründet wurde und dessen Leiter Prof. Peter Sawicki schon viel Unmut bei den Her-stellern erregt hat, weil er ohne Kompromisse dafür sorgte, dass bei den Bewertungen wirklich die strengen wissenschaftlichen Regeln der viel zitierten *evidence-based medicine* eingehalten werden. Anfang 2010 war zu lesen, dass die Ablösung von Sawicki durch einen der Industrie freundlicher gesonnenen Chef wohl bevorstehe, was zu heftigen Protesten vonseiten der Ärzteschaft führte. Inzwischen ist Prof. Sawicki abgesetzt und die Nachfolge trat Prof. Jürgen Windeler an, der von 2004 bis 2010 stellvertretender Geschäftsführer und leitender Arzt beim Medizinischen Dienst des Bundes der Krankenkassen e.V. (MDS) in Essen war und ebenfalls als ein ausgewiesener Experte für *evidence-based medicine* gilt.

Was hat das mit Impfstoffen zu tun? Ganz einfach: Mit »herkömmlichen« Arzneimitteln ist es nicht mehr ganz so leicht, wirklich viel Geld zu verdienen. Können die kostspielig entwickelten neuen Medikamente tatsächlich am Markt platziert werden, ist nach den Jahren des Patentschutzes die Zeit der Generikahersteller, also der »Nachahmer« gekommen und der Preis fällt deutlich. Die Patentlaufzeit eines Medikaments beträgt heute 20 Jahre ab der Patentanmeldung, die natürlich zu Beginn der gesamten Entwicklungsarbeit steht. Bei »herkömmlichen« Arzneimitteln ist die lukrative Verwertungszeit verhältnismäßig kurz bemessen, da von der Patentanmeldung des Wirkstoffs bis zur Marktzulassung des fertigen Arzneimittels aufgrund der Tests und klinischen Prüfungen durchschnittlich etwa zehn Jahre vergehen. Das bedeutet, dass die durchschnittliche Patentverwertungszeit für den Hersteller etwa zehn Jahre ausmacht. Auch Impfstoffe sind per Definition Medikamente und werden aus biologischen Ausgangsmaterialien gewonnen. Solche Arzneimittel nennt man auch *biologicals* und viele dieser Produkte sind natürlich schwieriger herzustellen als eine einfache chemische Verbindung wie etwa Azetylsalizylsäure (ASS). Das schlägt sich auf die Preise der zugelassenen Produkte nieder. Sehr viele Kostenträger forderten aber gerade deshalb die Herstellung von Generika bei *biologicals*. Auch bei der EMA und der EU-Kommission dachte man über die Zulassung solcher Biogenerika (oder *biosimilars*, wie es in der EMA-Sprache heißt) nach und

3 Ein unscheinbares Dokument mit großer Wirkung: EMA Guideline CHMP/437/04

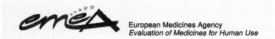

European Medicines Agency
Evaluation of Medicines for Human Use

CHMP/437/04
London, 30 October 2005

**COMMITTEE FOR MEDICINAL PRODUCTS FOR HUMAN USE
(CHMP)**

**GUIDELINE ON
SIMILAR BIOLOGICAL MEDICINAL PRODUCTS**

3.3 IMMUNOLOGICALS SUCH AS VACCINES AND ALLERGENS

Vaccines are complex biological medicinal products. Currently, it seems unlikely that these products may be thoroughly characterised at a molecular level. Consequently, vaccines have to be considered on a case-by-case basis. Applicants should take appropriate advice from the EU Regulatory Authorities.

Allergen products are similarly complex and the same approach should be taken.

Die EMA trifft weitreichende Entscheidungen: Impfstoffe werden als komplexe biologische Produkte definiert, was einen Wettbewerb durch Generika ausschließt.

erließ schließlich eine Richtlinie. Damit wurde im Falle einfacher *biologicals* prinzipiell die Möglichkeit geschaffen, dass nach Ablauf bestimmter Fristen auch preiswertere Produkte auf den Markt kommen können. Aber Achtung: Doch wirklich wichtig für Pharmakonzerne war der Absatz 3.3 der *Guideline on similar biological medicinal products*, in dem für alle, ich betone, alle Impfstoffe (und auch für die therapeutischen Allergene zur Desensibilisierungsbehandlung) festgestellt wird, dass es sich um so komplexe Produkte handelt, dass es auch in Zukunft keine Impfstoffgenerika in Europa geben wird. Was das für die Hersteller bedeutet, ist klar: Ein einmal zugelassener und empfohlener Impfstoff kann zum Preis des Herstellers, der vermutlich nicht gerade niedrig kalkuliert sein wird, so lange verkauft werden, bis der Arzt kommt …

»Das Budget der Praxis wird nicht belastet, Herr Doktor …«

Es gibt noch einen zweiten Grund, der die Impfstoffherstellung attraktiv macht: In Deutschland sind alle Impfungen bei den Regelungen zur Kostendämpfung bei Arzneimitteln ausgenommen. Haben alle niedergelassenen Ärzte für Arzneimittel ein begrenztes Budget, so gilt das nicht für Impfstoffe. Ein Arzt kann folglich so viele Impfungen durchführen, wie er will, ohne dass sein Arzneimittelbudget mit den Kosten der Impfstoffe belastet wird. Da diese inzwischen durchaus zu den kostspieligen Arzneimitteln gehören, ist diese Tatsache nicht nur für die Pharmakonzerne, sondern auch für die Ärzte von großer Bedeutung. Der Arzt muss bei Impfstoffen nicht überlegen, wie teuer das verwendete Produkt ist. Impfen kann er, so viel er will, ohne dass ihn jemand nach den anfallenden Kosten fragt, und er verdient selbst bei jeder verabreichten Impfung, damit also umso mehr, je mehr Impfungen in einer Praxis durchgeführt werden. Bei teuren (neuen) Impfstoffen verdienen natürlich die Hersteller erst richtig gut. Für den impfenden Arzt ist finanziell unerheblich, ob ein Impfstoff etwa 5 € (wie bei der Tetanusimpfung) oder etwa 150 € (wie bei der HPV-Impfung) pro Dosis kostet, für ihn zählt nur die Zahl der abgerechneten Impfungen.

Eine große Hilfe beim Vermarkten von Impfstoffen sind aus Sicht der Hersteller die bereits beschriebenen öffentlichen Empfehlungen der STIKO, die den medizinischen Standard festlegen und den Ärzten damit anzeigen, dass die empfohlene Impfung eine sinnvolle Maßnahme ist. Damit entfallen für die Außendienstmitarbeiter der Hersteller, den Pharmavertretern, weitgehend schwierige Diskussionen in den Praxen bezüglich Sinn und Unsinn einer Impfung. Nach einigen fragwürdigen Entscheidungen der STIKO wird allerdings das Misstrauen in der Ärzteschaft gegenüber den öffentlichen Empfehlungen langsam größer und immer mehr Ärzte beginnen, den Nutzen und das Risiko von Impfungen zu hinterfragen. Dennoch hat die Definition der STIKO-Empfehlung als medizinischer Standard für viele Ärzte noch immer eine große Relevanz, da in Haftungsfragen bei Befolgung des Standards keine Probleme drohen, während Ärzte, die sich nicht an den Standard halten, im Falle eines Problems haftungsrechtlich schlecht dastehen. Und das kann richtig teuer werden.

Der Staat haftet, die Krankenkassen zahlen

Einen weiteren wesentlichen Punkt, der in den Augen der Pharmakonzerne eindeutig für die Impfstoffe spricht, stellt die in Deutschland geltende gesetzliche Regelung im Fall von Schädigungen durch Impfungen dar. Weil der Staat über die STIKO die Impfungen öffentlich empfiehlt, sieht er sich auch bei Problemen in der Pflicht und übernimmt die Kosten für einen erwiesenen Impfschaden. Zumindest steht das so im Gesetz. Zur Realität bei den Entschädigungen von Impfschäden kommen wir jedoch später.

Inzwischen hat der medizinische Standard der STIKO-Empfehlung auch für die Krankenkassen in Deutschland klare Konsequenzen. Konnte eine Krankenkasse früher noch selbst darüber entscheiden, ob sie eine bestimmte Impfung in den Katalog ihrer Leistungen aufnimmt, so ist jetzt jede Kasse in Deutschland verpflichtet, die Kosten für die von der STIKO öffentlich empfohlenen Impfungen nach Billigung durch den Gemeinsamen Bundesausschuss (GBA) zu übernehmen. Laut §20 des »Gesetzes zur Stärkung des Wettbewerbs in der gesetzlichen Krankenversicherung«, das seit dem 1. April 2007 gilt, gehören alle öffentlich von der STIKO empfohlenen Schutzimpfungen zu den Pflichtleistungen der Krankenkassen. Diese gesetzliche Festlegung kam zustande, nachdem nach Einführung der Windpockenimpfung mittels öffentlicher STIKO-Empfehlung einige Krankenkassen die Kostenübernahme zunächst abgelehnt hatten, weil sie berechtigte Zweifel am medizinischen Nutzen dieser Maßnahme hegten. Das Bundesministerium für Gesundheit als Gesetzgeber sah jedoch die Position der STIKO als seriöses wissenschaftliches Gremium gefährdet und wollte mit dem Gesetz weitere Diskussionen um die öffentlichen STIKO-Empfehlungen verhindern.

Aus all diesen Faktoren folgte die Einsicht der Arzneimittelhersteller, dass Impfstoffe inzwischen zu den größten und sichersten Umsatzbringern geworden sind. Auch für die weitere Entwicklung des Segments der Impfstoffe sind noch viele Optionen offen, da sich Impfstoffe ja inzwischen nicht mehr nur gegen Infektionskrankheiten, sondern gegen eine Vielzahl von Erkrankungen einsetzen lassen, die mittels einer immunologischen Attacke beeinflusst werden könn(t)en. Einige dieser durchaus kreativen Ideen werden noch vorgestellt.

Die Kunst der Werbung

Als wäre die massive staatliche Unterstützung beim Vermarkten der Impfstoffe nicht genug, rühren die Hersteller natürlich auch selbst kräftig die Werbetrommel für ihre Produkte. Zwar darf nach dem deutschen Heilmittelwerbegesetz für verschreibungspflichtige Arzneimittel, zu denen alle zugelassenen Impfstoffe gehören, außerhalb der Fachkreise (also der Ärzteschaft) überhaupt nicht geworben werden, aber ganz so eng sieht man das vonseiten der Hersteller nicht.

»Fit und geimpft«

In den Medien sieht man häufig prominente Persönlichkeiten, die als Werbeträger für Heilmittel fungieren. Ich denke beispielsweise an den Schwergewichtsweltmeister im Boxen Vitali Klitschko, der im Profikampf gegen Juan Carlos Gomez auf seiner Sportkleidung den Slogan »Fit & geimpft« des Herstellers Sanofi Pasteur zur Schau stellte. Es sollte nach Aussage von Klitschko die Zuschauer motivieren, ihren Impfschutz beim Arzt überprüfen zu lassen. »Nicht nur für uns Profisportler ist es wichtig, auf unsere Gesundheit und Fitness zu achten. Jeder sollte dies tun. Ein ausreichender Impfschutz gehört wie regelmäßiges Training einfach zur optimalen Vorbereitung«, erklärte Vitali Klitschko.[28] Im Anschluss an den Titelkampf wurde zu guter Letzt die Kampfhose des Boxsportlers zugunsten der Sanofi Pasteur-MSD-Initiative »Kinderwelten« versteigert. Beanstandet wurde diese Werbung für verschreibungspflichtige Arzneimittel nicht, da in diesem Fall nicht für ein konkretes Produkt von Sanofi Pasteur, sondern für die ganze Produktpalette geworben wurde. Nur gut, dass auch für Profisportler Werbung für Impfstoffe einem »sauberen« Image durchaus zuträglich ist.

Werbung durch »Meinungsbildner«

Neben den Werbeaktionen und Informationskampagnen, die sich direkt an die Bevölkerung richten und das Thema Impfungen nicht in Vergessenheit geraten lassen sollen, sind die unmittelbar an die Ärzteschaft gerichteten Werbeaktionen natürlich von großer Bedeutung. Alle großen Impfstoffhersteller bieten heute via Internet eine Vielzahl von Materialien und Informationen auf nur für Ärzte zugänglichen Bereichen ihrer Homepages an. Dazu kommen Werbeauftritte bei Kongressen und Tagungen, wie z.B. auf der »Ersten Deutschen Impfkonferenz« 2009 in der Rheingoldhalle in Mainz, wo sich alle Hersteller mitsamt ihren Produkten präsentierten.

Weniger klar erkennbar als bei den Tagungsständen sind allerdings die Absichten der Auftritte von sogenannten »Meinungsbildnern« als Referenten. Das sind meist Ärzte oder Naturwissenschaftler, die sich um das Thema Impfen einen Namen gemacht haben, etwa durch Veröffentlichungen, Fernsehauftritte oder wissenschaftliche Leitung von Studien. Diese Meinungsbildner sind oft nicht speziell für einen Hersteller tätig, sondern durchaus flexibel. Bei den Herstellern gerne als Referenten gesehen sind natürlich auch Mitglieder der STIKO, da dies eine besondere Expertise des betreffenden Wissenschaftlers suggeriert. So verwundert es auch nicht, dass auf den Internetseiten des Robert-Koch-Instituts, wo ausgewiesene Interessenkonflikte der STIKO-Mitglieder öffentlich gemacht werden, bei einzelnen Experten oft Tätigkeiten für alle großen Impfstoffhersteller genannt werden. Das Meinungsbildnertum ist für diese Personen natürlich eine lukrative Angelegenheit. Nicht selten werden auch Karrieren lanciert, die als Meinungsbildner z.B. in der STIKO oder bei der Weltgesundheitsorganisation WHO beginnen und dann auf direktem Weg in die Chefetagen der Herstellerfirmen führen. Das eindrucksvollste Beispiel für einen solchen Weg lieferte der langjährige Vorsitzende der STIKO, Heinz-Josef Schmitt aus Mainz, der im September 2007 direkt vom STIKO-Vorsitz zu Novartis Vaccines (die zuvor die ehemaligen Behringwerke übernommen hatten, um auf dem Impfstoffsektor mitzumischen) in die Chefetage wechselte und das damit begründete, hier in der Industrie könne er nun endlich wieder richtig wissenschaftlich arbeiten. Die *Süddeutsche Zeitung* sprach in diesem Zusammenhang in einem Beitrag mit dem Titel »Experten mit den falschen Freunden« von einem »irritierenden Jobwechsel«.[29] Denn »der Ex-Vorsitzende Schmitt hat vor seinem Wechsel zu Novartis gar noch einen mit 10 000 Euro dotierten Preis angenommen; das Geld stammte von Sanofi Pasteur MSD – ausgerechnet von jener Firma, die einen teuren Impfstoff gegen Papillomviren herstellt, den Schmitt kurz vor seinem Weggang in den Impfkalender gehoben hat.« Wolfgang Becker-Brüser vom unabhängigen *Arznei-Telegramm*, der ebenfalls in dem Artikel zitiert wird, ist schockiert über diese Vorgänge: »Jeder Lehrer, dem man ein Buch schenkt, zuckt zusammen, weil er Angst hat, es könnte als Bestechung ausgelegt werden.« Die STIKO habe diesbezüglich überhaupt kein Unrechtsbewusstsein, »es ist unfassbar, dass eine öffentlich besetzte Kommission Geld von Firmen annimmt, über deren Produkte sie entscheidet«.

Doch auch im akademischen Betrieb sind Meinungsbildner tätig. Oft haben sie, bedingt durch ihre Position als Lehrkörper, Einfluss auf die Ausbildung des medizinischen Nachwuchses. Hier werden beizeiten geistige Positionen vermittelt, die nicht zu kritischem wissenschaftlichem Denken anleiten, sondern zu einer eher dogmatisch geprägten Haltung im Sinne der Pharmaindustrie führen.

Der Virenjäger

Ein weiterer Protagonist, der die oft erstaunlichen Verbindungen zwischen wissenschaftlichen Institutionen und Industrie eindrucksvoll verkörpert, wurde in einem *Spiegel*-Artikel am 5. Mai 2003 vorgestellt. »Beige gestrichene Wände, Schreibtische mit graugelben Kunststoffplatten, viele Akten, eine Palme – wie eine Zentrale, in der die Fäden eines weltumspannenden Feldzugs zusammenlaufen, mutet Klaus Stöhrs Dienstzimmer nicht gerade an. ›Ich muss erst mal gucken, was über Nacht so im Rest der Welt passiert ist‹, sagt Stöhr, 44, freundlich lächelnd, in der Stimme einen Hauch von Sächsisch. In den achtziger Jahren hat er daheim in Leipzig Tiermedizin studiert. Inzwischen ist er Direktor des Influenza-Programms in der Genfer WHO-Zentrale und seit sieben Wochen auch Chef einer der drei Arbeitsgruppen des eilig zusammengestellten SARS-Teams.« Unter dem schönen Titel »Weltbund der Virenjäger« porträtierte also das Magazin zur Zeit der SARS-Infektionen den deutschen Chef der WHO-Abteilung zur Bekämpfung von Viruserkrankungen. Auch die WHO war ja immer wieder wegen großer Nähe ihrer Experten zu den Arzneimittelherstellern in die Kritik geraten. Man möchte fast meinen, zu Recht, denn der WHO-Virenjäger Stöhr wechselte nach der Vogelgrippe-Epidemie Anfang 2007 direkt zum Grippeimpfstoffhersteller Novartis in die Chefetage der Entwicklungsabteilung.

Nun sind sie also Kollegen in der gleichen Firma, der Ex-STIKO-Vorsitzende Heinz-Josef Schmitt und der Ex-WHO-Virenjäger Klaus Stöhr. Beide haben womöglich noch beste Verbindungen zu ihren früheren Mitarbeitern und könnten diese im Sinne ihres Arbeitgebers auch nutzen.

Ein Gedankenspiel muss hier allerdings noch erlaubt sein: Wenn man bedenkt, dass sowohl eine STIKO-Empfehlung als auch eine WHO-Pandemiewarnung für Hersteller von Impfstoffen riesige Gewinne ermöglichen, ist es nicht ganz abwegig, sich auszumalen, dass unter Umständen Investitionen der Hersteller in solche Meinungsbildner getätigt wurden. Aber das wissen wir natürlich nicht.

DAS WICHTIGSTE IST SICHERHEIT

Sicherheit kostet Geld

Nach der Geschichte des Impfstoffs *Hexavac* ist man vermutlich schon nachdenklich geworden, wie das mit der Sicherheit von Impfstoffen funktioniert. Gerade in Zeiten, in denen man hitzig über die Einführung von Nacktscannern auf Flughäfen diskutiert, wird ja immer klarer, dass Sicherheit bei vielen Dingen eigentlich das Wichtigste ist und dass diese Sicherheit meist mit exorbitanten Kosten oder zumindest erheblichen Unannehmlichkeiten verbunden ist. Mit der Sicherheit ist das ja insgesamt eine etwas schwierige Sache: Ziel aller Anstrengungen und Ausgaben auf diesem Gebiet ist nämlich eigentlich nur die dauerhafte Situation, in der nichts (Schlimmes) passiert, aber in der jederzeit etwas passieren könnte.

Ein aktuelles Beispiel ist die Frage der Sicherheit von Atomkraft. Die Reaktorkatastrophe von Fukushima im April 2011 belegte erneut die hohen Risiken, die von dieser Form der Energiegewinnung ausgehen. Vor diesem tragischen Ereignis wurden Protestaktionen gegen die Atomkraft von Politikern und »Atomkraft-Meinungsbildner-Wissenschaftlern« gerne als Panikmache von Technikfeinden und Spinnern abgetan. In diesem Stil wird auch häufig noch argumentiert, wenn von Risiken beim Impfen gesprochen wird. Merkwürdigerweise eigentlich, da es in der Geschichte des Impfens einige Pannen gab, die für die Risiken der Methode hätten sensibilisieren müssen.

SV 40 – Als die Methode Impfung
in den Abgrund blickte

So ist zum Beispiel die Geschichte der Impfstoffe gegen Kinderlähmung eine äußerst wechselvolle. Zu nennen ist der bereits beschriebene *Cutter Incident* aus dem Jahr 1955, bei dem etwa 120 000 Kinder mit Poliomyelitis infiziert, 51 Fälle von dauerhafter Lähmung und fünf Todesfälle registriert wurden. Aber auch das zweite Beispiel für unüberschaubare Risiken bei der Einführung neuer Impfungen betrifft die Polioimpfung und erscheint im Nachhinein fast unglaublich.

Die zur Herstellung der beiden Polioimpfstoffe (sowohl des inaktivierten Impfstoffs nach Jonas Salk als auch des Lebendimpfstoffs nach Albert Sabin) benötigten Viren wurden in Zellkulturen aus Affennierenzellen angezüchtet, da in diesem Medium die Viren gut gediehen. Im Jahr 1960 fand man allerdings auch in beiden Impfstoffen ein bis dahin unbekanntes Virus, das aus diesen Affennierenzellkulturen stammte und das SV-40 (Simian-Virus 40) genannt wurde.[30] Da dieses Virus in allen Impfstoffen seit Einführung der Polioimpfung im Jahr 1955 enthalten war, ging man von einer Zahl von etwa 98 Millionen Infektionen durch SV-40 bei geimpften Menschen aus.[31] Beunruhigend an diesem Befund war vor allem die Tatsache, dass das SV-40-Virus Zellen zu bösartiger (maligner) Transformation veranlassen konnte und damit zu den krebserregenden (onkogenen) Viren gehörte. So wurden in seltenen Fällen auch Fallberichte publik, in denen SV-40 mit der Entstehung von verschiedenen Arten von Krebs beim Menschen in Verbindung gebracht wurde.[32]

Die onkogenen Viren sind ja in den letzten Jahren in Form der humanen Papillomaviren (HPV) sehr populär geworden, weil durch die Arbeiten des Heidelberger Krebsforschers Prof. Harald zur Hausen ein Impfstoff gegen diese HPV-Viren eingeführt wurde, der vor Gebärmutterhalskrebs schützen soll. Damit wurde die gesamte Idee der Krebsauslösung durch Viren zum Forschungsschwerpunkt und zur Hausen erhielt den Nobelpreis für Medizin im Jahr 2010. Im Fall von SV-40 lagen die Dinge ganz anders. Hier war durch eine große Impfkampagne eine riesige Zahl von Kindern mit einem potenziell krebserzeugenden Affenvirus infiziert worden, hier lag ein fatales Versagen in Sachen Arzneimittelsicherheit vor. Das mag wohl auch der Grund dafür sein, dass sich in der Folge der Forschungsschwerpunkt SV-40 in überschaubaren Grenzen hielt und viele Eigenschaften dieses noch immer recht geheimnisvollen SV-40 im Dunkeln blieben. Man wollte sich nicht wirklich mit den eigenen Fehlern auseinandersetzen. Was man jedoch herausfand, war beängstigend. SV-40 konnte vermutlich über lange Zeit zumindest bei einem Teil der Infizierten im Körper verbleiben (persistieren) und auch Ansteckungen durch engen Kontakt (zum Beispiel von einer infizierten Mutter auf ihr Kind) waren wahrscheinlich. So blieb das Problem nicht auf die primär infizierten Menschen beschränkt, sondern konnte sogar ein über Generationen anhaltendes Problem werden.

Das amerikanische Institute of Medicine, eine unabhängige wissenschaftliche Institution zur Bewertung von Gesundheitsrisiken, veröffentlichte 2002 eine Zusammenfassung zu SV-40 und Krebserkrankungen beim Menschen. Fazit des Berichts: SV-40 war in den Polioimpfstoffen enthalten; es kam zu einer ungeheuren Zahl von Ansteckungen bei Geimpften; SV-40 kann beim Menschen wohl Krebs auslösen. Was das genau für die Betroffenen bedeutet, konnte nicht gesagt werden, weil die Datenlage recht dürftig ist. Immerhin wurden die Entwicklung von Nachweisverfahren für SV-40 und weitere Untersuchungen empfohlen, die die Übertragbarkeit und den genauen Mechanismus der Krebsauslösung durch das Virus klären sollen. Besonders viel ist allerdings seitdem nicht passiert, sodass bis heute unklar ist, welche Rolle SV-40 bei Krebserkrankungen des Menschen gespielt hat.

Dass die Menschheit und auch speziell die Methode Impfen hier vermutlich knapp an einer riesigen Katastrophe vorbeigeschrammt sind, ist offensichtlich. Doch mit SV-40 befasst sich in Deutschland fast niemand mehr. So blieb die Frage »Kann SV-40 auch in der zweiten Generation Tumore auslösen?«, die Eltern eines Kindes, das an einem sehr seltenen Tumor der Hirnhaut (Ependymom) mit möglicher SV-40 Beteiligung erkrankt war, den hiesigen Experten gestellt hatten, unbeantwortet – trotz einer Fallmeldung an das Paul-Ehrlich-Institut und Konsultationen virologischer Institute von Universitätskliniken. Wer den tragischen Fall kannte, konnte sich fast des Eindrucks nicht erwehren, dass im Grunde keiner der Befragten so genau wissen wollte, ob in dem asservierten Präparat des herausoperierten Tumors des Kindes tatsächlich SV-40 nachweisbar gewesen wäre.

Sicherheit ist nicht gleich Sicherheit

Diese Beispiele zeigen deutlich, dass bei der Einführung neuer Impfungen über die Sicherheit der Impfstoffe nach Abschluss der klinischen Studien viel zu wenig bekannt ist und die Studien vor der Zulassung keinesfalls überbewertet werden dürfen, wenn es um Fragen schwerer Komplikationen geht. Davon war im Kapitel über die Zulassung ausführlich die Rede. Diese Diskrepanz zwischen der Welt der Studien mit ihren Regularien und der realen Welt erklärt auch die unterschiedliche Sichtweise, die immer wieder für Kopfschütteln und Missverständnisse sorgt: Wenn ein Vertreter der Zulassungsbehörde oder des Herstellers von der Sicherheit eines Impfstoffs spricht, so meint er die Welt der Zulassungsstudien. Ist dort nichts registriert worden, was als besorgniserregend interpretiert werden könnte, dann gilt das Produkt als sicher und wird auch als solches verkauft. Für alle anderen, also für die Menschen, die nun geimpft werden, aber auch für die Ärzte, die die Impfung verabreichen, beginnt nun die Phase der Erprobung. Die Leitfragen lauten: Stimmt die Hypothese aus den Studien, die ja unter speziellen Bedingungen und unter Ausschluss vieler Bevölkerungsgruppen erhoben wurde? Wurden vielleicht auch schon in den Studien Dinge sichtbar, die nicht richtig gewichtet und interpretiert wurden?

Bleiben wir aber noch kurz bei den grundsätzlichen Überlegungen, die zur Dokumentation der Sicherheit eines Impfstoffs beitragen. Vor den klinischen Studien, dem Versuch am Menschen, muss eine Untersuchung mit Labormethoden und Tierversuchen erfolgen, um die Studien der Phase 1 zu rechtfertigen. Diese präklinische Prüfung neuer Impfstoffe hat das Ziel, Vorhersagen über die Reaktion von Menschen auf den neuen Impfstoff zu machen. Die Prüfung auf Toxizität ist im Detail durch Leitlinien der amerikanischen Zulassungsbehörde FDA und der Europäischen Arzneimittelagentur EMA vorgeschrieben. In der Praxis ist die Übereinstimmung von beobachteten toxischen Effekten in Versuchstier und Mensch relativ hoch, sodass man aus den Tierversuchsdaten eine vorsichtige Risikoabschätzung vornehmen kann. Erinnert sei hier allerdings auch nochmals an die tragische Phase-1-Studie mit dem zuvor im Tierversuch unproblematischen monoklonalen Antikörper TGN 1412, der bei allen Teilnehmern der Studie einen lebensbedrohlichen Zytokinsturm auslöste. Gerade für immunologisch wirksame Arzneimittel wie solche künstlichen Antikörper oder Impfstoffe hält die Natur hier Überraschungen bereit und das gebräuchliche Zitat in diesem Zusammenhang lautet dann wieder: »Mice tell lies.«

Unter Umständen müssen von den Pharmakonzernen zusätzlich noch Studien durchgeführt werden, die Aufschluss darüber geben sollen, ob das neue Produkt Krebs auslösen kann. Deren Ergebnisse hat der Hersteller aber erst zum Zeitpunkt der Zulassung den zuständigen Behörden vorzulegen. Das gilt ebenso für die Ergebnisse von Immuntoxikologiestudien. Gerade diese Untersuchungen zur Auswirkung eines neuen Impfstoffs auf bestimmte, von der Antikörperbildung unabhängige Funktionen des Immunsystems sind für die Abschätzung von Risiken von großer Bedeutung. Nicht zu vergessen ist die Reproduktionstoxikologie, also die mögliche Schädigung des Nachwuchses bei Impfung der Mutter in Schwangerschaft oder Stillzeit. Sie spielt dann eine wichtige Rolle, wenn der geplante Impfstoff auch in der Schwangerschaft eingesetzt werden soll (oder in Altersgruppen, in denen eine Schwangerschaft durchaus vorkommen kann). Für den Impfstoff *Gardasil*, der ja bei jungen Mädchen und Frauen zum Schutz vor Gebärmutterhalskrebs empfohlen wird, wurden daher trächtige Ratten mehrfach geimpft – ohne dass dies zu erkennbaren Schäden beim Rattennachwuchs führte. Bei Impfstoffen, die nicht zur Anwendung beim Erwachsenen gedacht sind, werden solche präklinischen Reproduktionstoxikologiestudien meist gar nicht durchgeführt.

Im Zweifelsfalle eher Koinzidenz

Man kann aus meiner Sicht nicht behaupten, neue Impfstoffe seien nicht oder immer nur unzureichend auf ihre Sicherheit getestet und die durchgeführten Studien allesamt nicht aussagekräftig. Man muss nur wissen und bei seinen Überlegungen Folgendes berücksichtigen: Klinische Studien sind zulassungsrelevant und zudem meist recht teuer. Von den Prüfärzten einer Studie beobachtete »unerwünschte Ereignisse« (so werden gesundheitliche Probleme von Studienteilnehmern, den Probanden, genannt) müssen wissenschaftlich bewertet (Frage der Kausalität: War der neue Impfstoff Ursache des unerwünschten Ereignisses?) und den Behörden gemeldet werden. Diese wissenschaftlichen Bewertungen werden von den Sponsoren, also den die Studie finanzierenden Unternehmen, verfasst und sehr häufig sind es hier die schon bekannten Meinungsbildner, die sich als Gutachter hervortun. Bei den Bewertungen schwerer und ursächlich nicht eindeutig klarer, unerwünschter Ereignisse fällt häufig das Wort »Koinzidenz«, was nicht verwundert, da das Gegenteil nicht zu beweisen ist. Schließlich weiß man über die Ursache vieler Erkrankungen wenig oder gar nichts. So kann natürlich auch in einer Impfstoffstudie etwas vorkommen, was nichts mit der Impfung zu tun hat. Wenn ein »unerwünschtes Ereignis« sich allerdings wiederholt, sollten die Alarmglocken schrillen.

Eintagsfliege Rotashield

1998 fand man in den Zulassungsstudien des Rotavirus-Lebendimpfstoffs *Rotashield* des amerikanischen Herstellers Wyeth (heute zum Pfizer-Konzern gehörig) bei 10 057 mit *Rotashield* geimpften Kindern fünf »unerwünschte Ereignisse«, bei denen die betroffenen Kinder eine Verschlingung des Darms (Invagination, engl. *intussusception*) erlitten hatten. Die US-Zulassungsbehörden prüften zusammen mit dem Hersteller den Zusammenhang und kamen zu dem Schluss, dass vermutlich keiner bestehe, da solche Invaginationen im ersten Lebensjahr auch ohne Impfung vorkommen. Nach der Zulassung von *Rotashield* im August 1998 erfolgte die öffentliche Empfehlung durch das amerikanische Pendant zur deutschen STIKO, des Advisory Committee on Immunization Practices, kurz ACIP. Eine breite Impfkampagne begann. Schnell häuften sich jedoch die Meldungen über Invaginationen bei Kindern im ersten Lebensjahr, die von impfenden Ärzten und von Eltern an das Vaccine Adverse Event Reporting System (VAERS) berichtet wurden. Das Risiko einer Invagination innerhalb von zwei Wochen nach der ersten *Rotashield*-Impfung erschien 20- bis 30fach erhöht, sodass am 22. Oktober 1999 das ACIP empfahl, kein Kind mehr mit *Rotashield* zu impfen. Der Impfstoff wurde vom Markt genommen.

Das Beispiel zeigt deutlich, dass eine Zulassung als Arzneimittel und die dazu erforderlichen Studien eben nicht die Sicherheit garantieren, die von Behörden und Herstellern immer wieder laut verkündet wird und die man sich als potenzieller Impfling vorstellt und wünscht. Im Zweifelsfall erfolgen Zulassungen auch trotz erkennbarer Risiken und meist wird das mit dem zu erwartenden Nutzen einer neuen Impfung für die Bevölkerung begründet, wenn es überhaupt begründet wird.

Und dennoch: Der Fall *Rotashield* stellt aus Sicht der Arzneimittelsicherheit einen Idealfall dar, wie es dergleichen nur selten gibt. Denn hier wurde rasch und richtig gehandelt. Aufgrund der nach der Zulassung bei der Behörde eingetroffenen Fallmeldungen über die Invaginationen bei geimpften Kindern stoppte man die Impfaktion und nahm den Impfstoff rasch vom Markt. Für diese schnelle Reaktion ist vielleicht auch ein Pluspunkt des amerikanischen Meldesystems mit verantwortlich: Betroffene (die Impflinge bzw. die Eltern oder Angehörigen) können selbst eine Meldung über den Verdacht einer Impfkomplikation machen – in Deutschland ist das anders.

»Post-Marketing Surveillance«

Allgemeiner Konsens und im Interesse eines jeden von uns dürfte es sein, dass nach der Zulassung eines neuen Impfstoffs die weitere Beobachtung möglicher unerwünschter Wirkungen dringend erforderlich ist. Aber wie kann man ohne die definierten Rahmenbedingungen einer klinischen Studie nun die Sicherheitslage überhaupt beobachten? Um ein Problem anzugehen, muss man sich einen Begriff davon machen, und um schöne Begriffe, die vor allem gut klingen und nach wissenschaftlicher Expertise riechen sollen, ist man dabei nicht verlegen. Von der *Post-Marketing Surveillance* und von der Pharmakovigilanz ist hier oftmals die Rede.

Die Ausgangssituation sei nochmals kurz zusammengefasst: Ein (neuer) Impfstoff ist von der EMA oder dem Paul-Ehrlich-Institut zugelassen worden und darf damit »in Verkehr gebracht« werden, was bedeutet, dass jeder Arzt in Deutschland ein Rezept für den Impfstoff ausstellen und ihn anwenden darf. Erhält der Impfstoff eine öffentliche Empfehlung der STIKO, dann ist davon auszugehen, dass viele Ärzte nun ihren Patienten raten werden, sich damit impfen zu lassen. Dieses Patientengut entspricht nicht den ausgewählten Probanden in den klinischen Studien. Es werden nun auch Menschen mit Vorerkrankungen geimpft, sodass es unweigerlich zu Situationen kommt, die sich nicht mit den Studien vergleichen lassen.

Bevor ein Arzt aber einen Patienten tatsächlich impfen darf, muss er den potenziellen Impfling oder dessen Eltern über Nutzen und Risiken der Impfung aufklären. In Deutschland gibt es seit der Pockenimpfung keine Pflicht mehr, sich gegen irgendetwas impfen zu lassen. Ausnahmen sind zwar nach dem Infektionsschutzgesetz (IfSG) in besonderen Fällen möglich, aber bisher kam es noch nicht zu solchen Pflichtimpfungen. Diese Impffreiheit hat zur logischen Folge, dass der potenzielle Impfling durch Aufklärungsarbeit vom Sinn einer Impfung überzeugt werden muss, damit er der Impfung auch zustimmt. Was weiß aber der Arzt über den Nutzen und die Risiken einer Impfung und wie klärt er so darüber auf, dass ein normaler Mensch das versteht?

Der Arzt in der Zwickmühle

Das Aufklärungsgespräch, zu dem der Arzt vor jeder Schutzimpfung verpflichtet ist, muss den Impfling bzw. dessen Eltern oder Angehörigen nicht nur über mögliche Risiken in Kenntnis setzen, auch der zu erwartende Nutzen bzw. die Krankheit, gegen die geimpft wird, sollte verständlich dargestellt werden. Wichtig ist auch die Aufklärung über die Dauer des Impfschutzes und in diesem Zusammenhang eventuell notwendige Auffrischungen und Tipps zum Verhalten direkt nach der Impfung. Dieses »volle« Aufklärungsprogramm bezieht sich auf die erste Impfung, wenn im Rahmen einer Grundimmunisierung im ersten Lebensjahr der gleiche Impfstoff mehrmals angewendet wird. Zur Vorbereitung des Aufklärungsgesprächs werden von den meisten Arztpraxen standardisierte Vordrucke verwendet, die allerdings keinesfalls das persönliche Gespräch ersetzen können und sollen. Betrachtet man beispielsweise die inzwischen doch beachtliche Zahl von öffentlich empfohlenen Schutzimpfungen im ersten Lebensjahr, so kommt auf den Kinderarzt vor der ersten Kombinationsimpfung eine Menge Arbeit zu. Aufgeklärt muss über die folgenden Erkrankungen: Tetanus (Wundstarrkrampf), Diphtherie, Poliomyelitis (Kinderlähmung), Haemophilus-influenzae-Typ-b-Infektionen, Hepatitis B, Pertussis (Keuchhusten) und Pneumokokken-Infektionen. Das macht zusammen sieben Krankheiten, fünf bakterielle und zwei virale, mit völlig verschiedenen Übertragungswegen und Ansteckungsrisiken und die speziellen Risiken der erforderlichen Impfstoffe. Das bedeutet bei nur drei Minuten pro Krankheit bzw. Impfung (was bei der Komplexität des Themas schon sehr knapp erscheint) einen Aufklärungszeitaufwand von gut 20 Minuten, was in den meisten Praxen zeitlich gar nicht durchführbar ist. Speziell die Aufklärung über die Risiken ist für den Kinderarzt schwierig, weil zunehmend kritische und über Kanäle wie das Internet bereits vorinformierte (bzw. verunsicherte) Eltern (zu Recht) alles sehr genau wissen wollen, bevor sie eine Entscheidung für ihr Kind treffen. Die bei der Aufklärung über Risiken vom Arzt zu beachtenden Maßstäbe hat der Bundesgerichtshof wie folgt zusammengefasst: »Entscheidend für die ärztliche Hinweispflicht ist nicht ein bestimmter Grad der Risikodichte, insbesondere nicht eine bestimmte Statistik. Maßgebend ist vielmehr, ob das betreffende Risiko dem Eingriff spezifisch anhaftet und es bei seiner Verwirklichung die Lebensführung des Patienten besonders belastet. Der Senat hielt ausdrücklich daran fest, dass grundsätzlich auch über äußerst seltene Risiken aufzuklären ist.«[33]

Welches Risiko ist nun aber mit einer speziellen Impfung oder einem speziellen Inhaltsstoff wie z.B. Immunverstärkern, den Adjuvantien oder bestimmten Konservierungsmitteln verbunden? Diese Frage ist für seltene, aber schwere Verdachtsfälle von Impfkomplikationen oftmals nicht mit »harten« Daten zu beantworten. Bereits in den klinischen Studien hat man gegebenenfalls unerwünschte Wirkungen, die zunächst nicht als solche erkannt werden (Stichwort: *Rotashield*). Außerdem können schwere unerwünschte Reaktionen so selten sein, dass sie in den klinischen Studien einfach wegen der zu kleinen untersuchten Gruppen nicht bemerkt werden. Fazit: Über mögliche schwere Impfkomplikationen liegen dem Arzt zur Aufklärung letztendlich keine wirklich guten Informationen vor.

Die STIKO weiß weiter

Um den Ärzten dieses Aufklärungsdilemma ein wenig zu erleichtern, hat das Bundesgesundheitsministerium seine STIKO beauftragt, die Kenntnisse über aufklärungspflichtige Nebenwirkungen für die Ärzte zusammenzustellen. Warum hier wieder die ehrenamtliche STIKO beauftragt wurde, die sich ja primär gar nicht mit den Nebenwirkungen und deren Erfassung beschäftigt, bleibt wieder unklar, zumal die direkt dem Bundesgesundheitsministerium unterstellte Bundesoberbehörde Paul-Ehrlich-Institut, die die Impfstoffrisiken überwacht und bewertet, für eine solche Aufgabe sehr viel geeigneter erscheint. Vielleicht ist aber die STIKO dem Ministerium als »politischeres« Gremium für eine so heikle Aufgabe lieber gewesen.

Die STIKO sichtete also die vorhandenen Daten zu unerwünschten Wirkungen auf Basis der Fachinformationen der zugelassenen Impfstoffe. Im Jahr 2004 wurde diese Zusammenstellung erstmals veröffentlicht und im Juni 2007 nochmals aktualisiert. Auf diesem Stand sind wir heute noch. Diese »Aktualisierte Mitteilung der Ständigen Impfkommission (STIKO) am RKI: Hinweise für Ärzte zum Aufklärungsbedarf über mögliche unerwünschte Wirkungen bei Schutzimpfungen/Stand: 2007« wurde im *Epidemiologischen Bulletin* Nr. 25 (22. Juni 2007) veröffentlicht und ist im nicht zugangsbeschränkten Bereich der Website des Roland-Koch-Instituts zu finden. Es besteht also für Interessierte durchaus die Möglichkeit, sich anzuschauen, über was sie der Arzt vor einer Impfung nach Meinung der STIKO eigentlich aufklären müsste.

Die STIKO teilt die unerwünschten Reaktionen nach Impfungen in vier recht willkürlich gewählte Kategorien ein, wobei der Arzt seine Patienten nur über die ersten beiden informieren muss. Über die unerwünschten Wirkungen der Kategorien drei und vier soll er nur auf Nachfrage des Patienten Auskünfte geben können. Kategorie 1 sind Lokal- und Allgemeinreaktionen: »Die in diesem Abschnitt dargestellten Reaktionen sind generell Ausdruck der normalen Auseinandersetzung des Organismus mit dem Impfstoff; die Kenntnis über die Art und Häufigkeit der Reaktionen resultiert aus klinischen Studien im Zusammenhang mit der Zulassung eines neuen Impfstoffs oder aus klinischen Beobachtungen und ärztlicher Erfahrung mit der Anwendung des Impfstoffs nach der Markteinführung.«

Kategorie 2 befasst sich mit (der STIKO) bekannten Komplikationen: »In diesem Abschnitt werden im zeitlichen Zusammenhang mit einer Impfung beobachtete Krankheiten/Krankheitserscheinungen dargestellt, bei denen auf Grund der gegenwärtig vorliegenden Kenntnisse ein ursächlicher Zusammenhang als gesichert oder überwiegend wahrscheinlich anzusehen ist; das Risiko haftet der Impfung in solchen Fällen ›spezifisch‹ an. Als Beispiele seien eine postvakzinale Anaphylaxie (allergischer Schock) oder eine Neuritis (Nervenentzündung) nach Tetanusimpfung genannt. Weitere Beispiele für Komplikationen von Kombinationsimpfstoffen sind hypoton-hyporesponsive Episoden (vorübergehende Bewusstlosigkeit), Fieberkrämpfe und eine massive Schwellung ganzer Gliedmaßen.«

Kategorie 3 umfasst Krankheiten/Krankheitserscheinungen in ungeklärtem ursächlichen Zusammenhang mit der Impfung: »In diesem Abschnitt werden vorwiegend Einzelfallberichte oder begrenzte Studienergebnisse dargestellt, in denen über Krankheiten/Krankheitserscheinungen im zeitlichen Zusammenhang mit einer Impfung berichtet wurden, bei denen jedoch bisher weder eine Evidenz für noch gegen einen ursächlichen Zusammenhang vorliegt und es sich ebenso um ein zufälliges Zusammentreffen von Impfung und impfunabhängigen selbstständigen Krankheiten/Krankheitserscheinungen handeln könnte.« Aktiv aufklären, wie gesagt, muss der Arzt hier nicht, aber auf Fragen der Eltern vorbereitet sein. Eine sehr schwierige Situation, wenn es z.B. um die Möglichkeit einer Hirnschädigung des Kindes durch die Impfung geht und der Arzt dann wahrheitsgemäß sagen muss, dass man eine sogenannte »postvakzinale Enzephalitis« mit Dauerschaden nicht ausschließen kann.

Kategorie 4 beschreibt Hypothesen und unbewiesene Behauptungen: »In diesem Abschnitt werden Hypothesen und Behauptungen dargestellt, die einen ursächlichen Zusammenhang zwischen einer bestimmten Impfung und einer bestimmten

Krankheit postulieren. Neben einzelnen Veröffentlichungen, die einen Zusammenhang beobachten, liegen zur Thematik qualifizierte Studien vor, die keine Evidenz für einen ursächlichen Zusammenhang der postulierten Krankheit mit der Impfung finden konnten. Als Beispiel wird hier die Hypothese zu MMR-Impfung und Autismus genannt.« Einschränkend sei hierzu angemerkt, dass auch »qualifizierte« Studien nur statistische Risiken erfassen und niemals im Einzelfall einen kausalen Zusammenhang definitiv ausschließen können. Zudem liegt die Bewertung, was als »qualifizierte Studie« bezeichnet werden kann, bei den Mitgliedern der STIKO, was ja nicht unbedingt völlige Freiheit von Interessenkonflikten bedeuten muss.

Mit anderen Worten: Der Arzt sitzt nach wie vor in einer Aufklärungsfalle. Betreibt er die Aufklärung nach den vom BGH (zu Recht) geforderten Regeln, dann wird nach zeitaufwendiger und wahrheitsgemäßer Aufklärung über den tatsächlichen (dürftigen) Kenntnisstand über seltene schwere Komplikationen ein gutes Teil der »Kundschaft« auf alle oder einen Teil der empfohlenen Impfungen verzichten. Wenn aber keine Impfung erfolgt, kann der Arzt auch keine Impfberatung abrechnen und hat möglicherweise völlig umsonst gearbeitet. Die STIKO zieht sich aus der Affäre, ohne den Ärzten eine wirkliche Hilfe beim Aufklären über Risiken einer Impfung zu sein. Diese müssen alleine entscheiden, über was sie informieren wollen. Unterstützung erhalten sie allenfalls von den Pharmakonzernen. Sie liefern bereitwillig, weil im eigenen Interesse, eine Vielzahl von Informationsmaterialien und sind mittels ihres Außendienstes in den Praxen vor Ort vertreten, sodass die Ärzte die Herstellerinformationen oft dankbar annehmen (»Sehr gute Verträglichkeit«, »Nebenwirkungen in allen Studien auf Placebo-Niveau« usw.). Das hat zur traurigen Folge, dass sich die Aufklärung über mögliche unerwünschte Wirkungen nach Impfungen durch den Arzt in der Regel auf den lapidaren Hinweis auf Lokalreaktionen (Rötung, Schwellung, Schmerzen an der Injektionsstelle) und Fieber beschränkt.

Schlechte Meldemoral

Was hat nun die unzureichende Aufklärung über Impfkomplikationen durch schlecht informierte Ärzte mit der Arzneimittelsicherheit zu tun, kann man sich fragen. Im *Bulletin Arzneimittelsicherheit* Nr. 4 vom Dezember 2010, das auf der Website des Paul-Ehrlich-Instituts heruntergeladen werden kann, wird das in Deutschland gebräuchliche Meldesystem für unerwünschte Wirkungen von Impfstoffen grob skizziert:

4   Spezielle Meldeverpflichtungen für Impfstoffe

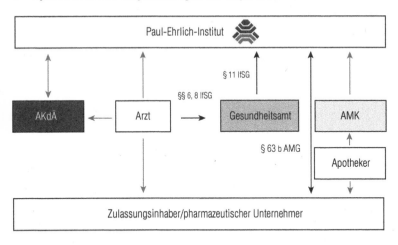

Meldeverpfichtungen bei Verdachtsfällen von unerwünschten Nebenwirkungen und Impfkomplikationen. Die schwarzen Pfeile markieren die gesetzlich vorgeschriebenen Meldeverpflichtungen. AkdÄ ist die Arzneimittelkommission der deutschen Ärzteschaft, AMK ist die Arzneimittelkommission der Apotheker, IfSG bedeutet Infektionsschutzgesetz.

Auf der 2008 veröffentlichten Übersicht erkennt man leicht, dass im Zentrum des gesamten Systems der Arzt steht. Dieser ist umgeben (oder, wie es hier scheint, belagert) von Institutionen wie dem Gesundheitsamt, dem Paul-Ehrlich-Institut und der Arzneimittelkommission der deutschen Ärzteschaft und nicht zuletzt den Herstellern und soll nun unerwünschte Dinge melden, die ihm als solche auffallen.

Das Grundprinzip dieses Erfassungssystems von Impfkomplikationen ist also noch immer die sogenannte »Spontanerfassung«. Das war schon so, als ich im Paul-Ehrlich-Institut im Jahr 1993 im Referat für Arzneimittelsicherheit als wissenschaftlicher Mitarbeiter anfing, und hat sich bis heute nicht grundsätzlich verändert. Zwar sind viele Dinge inzwischen intensiver reguliert, die Technik der Datenbanken wurde verbessert und der Austausch »elektronischer Meldungen« zwischen Herstellern und Behörden ist inzwischen möglich, aber das ändert nichts an der Tatsache, dass eine reine Spontanerfassung nicht als »Stein der Weisen« betrachtet werden kann. Weshalb? Weil dieses System den bei Weitem größten Teil der in Wirklichkeit vorkommenden Probleme weder erfasst, geschweige denn löst.

Auch in der »Zentrale« der Impfstoffsicherheit in Deutschland, dem Referat für Arzneimittelsicherheit des Paul-Ehrlich-Instituts (PEI) in Langen bei Frankfurt a.M., ist es kein Geheimnis, dass die Erfassung von Impfkomplikationen mittels spontaner Meldungen von Ärzten eigentlich nicht funktioniert und für echte wissenschaftliche Aussagen eher schlecht geeignet ist. Im bereits erwähnten *Bulletin Arzneimittelsicherheit* Nr. 4, das im Dezember 2010 erschien (die vierteljährlich erscheinende Zeitschrift *Bulletin Arzneimittelsicherheit* wird vom PEI zusammen mit der Schwesterbehörde Bundesinstitut für Arzneimittel und Medizinprodukte, kurz BfArM, in Bonn seit Anfang 2010 herausgegeben), wird auch völlig klar gesagt, dass man auch heute noch keine echte Alternative zur Spontanerfassung gefunden hat.

Größter Vorteil des Spontanerfassungssystems ist die Tatsache, dass es billig ist und auch zeitlich keine Begrenzungen vorhanden sind. Doch die Nachteile sind erheblich. Das Paul-Ehrlich-Institut hat die Probleme mit solchen Überwachungssystemen im Dezember 2010 völlig treffend zusammengefasst:

5 Die Grenzen der Erfassung

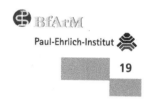

Den Möglichkeiten dieser Methodik stehen aber auch Limitierungen gegenüber. So werden nicht alle Verdachtsfälle auf UAW gemeldet (sogenanntes Underreporting): Schätzungen zufolge liegen die Melderaten bei nur etwa sechs Prozent aller unerwünschten Arzneimittelwirkungen und bei fünf bis zehn Prozent für schwere UAW.[1,2] Ferner ist die Dokumentation der berichteten Einzelfälle häufig unvollständig. Oft fehlen beispielsweise Informationen zu Vor- und Begleiterkrankungen oder zur Begleitmedikation, die aber für die Kausalitätsbeurteilung von erheblicher Bedeutung sind.

Darüber hinaus sind Aussagen zur Häufigkeit von UAW auf der Basis der Spontanmeldungen nur eingeschränkt möglich, da weder die tatsächliche Zahl der aufgetretenen UAW noch die genaue Zahl der mit diesem Arzneimittel behandelten Patienten bekannt ist. Dadurch ist die Vergleichbarkeit von UAW-Häufigkeiten zwischen verschiedenen Substanzen ebenso schwierig wie die Möglichkeit, Inzidenzschätzungen vorzunehmen. Die aus den Spontanmeldungen gewonnenen Erkenntnisse werden daher meist durch Sicherheitsstudien nach der Zulassung (sogenannte Post-authorisation safety studies) zur quantitativen Abschätzung des anwendungsbezogenen Risikos ergänzt. Bei diesen Studien kann es sich in Abhängigkeit von der Fragestellung sowohl um kontrollierte klinische Prüfungen als auch um epidemiologische Studien wie Fall-Kontroll- und Kohortenstudien handeln.

Seit Jahren ist der Behörde bekannt, dass nur ein kleiner Teil der auftretenden Komplikationen gemeldet werden.

Nun wird klar, dass das gesamte Erfassungssystem im Prinzip nur dazu da ist, Risikosignale zu erkennen, die dann mit anderen Methoden der wissenschaftlichen Untersuchung (die vom PEI aufgeführten *Post-Authorisation Safety Studies*) weiter abgeklärt werden müssen. Gibt es aber keine Fallmeldungen, dann gibt es auch keine Risikosignale.

Hier bekommt der zuvor schon beschriebene Punkt, die von den Ärzten nur rudimentär betriebene Aufklärung über mögliche Probleme, eine besondere Bedeutung. Ein Arzt, der nach einer Impfung beispielsweise bei einem Kind eine langsam einsetzende Entwicklungsstörung des Gehirns beobachtet und zuvor lediglich über mögliche lokale oder fieberhafte Nebenwirkungen aufgeklärt hat, wird in einem solchen Fall keinen meldepflichtigen Verdacht auf eine Impfkomplikation erkennen wollen. Und wenn der Arzt keinen Zusammenhang der Ereignisse feststellt, kann er auch keine Verdachtsfallmeldung machen. Diese psychologische Barriere, eventuell scharfe Kritik einstecken zu müssen (»Wieso sagen Sie uns das erst jetzt, dass so schwere Komplikationen nach dieser von Ihnen empfohlenen Impfung auftreten können?«), verleitet dazu, einen Zusammenhang einfach abzulehnen, nicht sehen zu wollen und damit jedem Vorwurf zu entgehen. Diese Mechanismen bewirken, dass gerade bei den schweren Impfkomplikationen bei Kindern in den ersten Lebensjahren die Verdachtsfallmeldungen an die Behörden sehr wahrscheinlich deutlich unter dem Durchschnitt liegen.

Ab dem Jahr 2001 gibt es nach dem Infektionsschutzgesetz eine gesetzliche Meldepflicht für Verdachtsfälle von Impfkomplikationen, die allerdings das Meldeverhalten der Ärzteschaft nicht nachhaltig beeinflusst hat.[34] Es ist eben gesetzlich nicht möglich, einen Arzt zu zwingen, einen Verdacht zu haben, wenn der lieber keinen haben will.

Und im Gegensatz zum bereits erwähnten amerikanischen Vaccine Adverse Event Reporting System (VAERS) ist es in Deutschland für Betroffene oder deren Eltern und Angehörige nicht vorgesehen, der Behörde eine Verdachtsfallmeldung zu machen. Die soll von einem »Angehörigen eines Gesundheitsberufes« kommen und gemeint sind hier die impfenden Ärzte. Man kann sich natürlich als Betroffener an andere Berufsgruppen wie Hebammen und Heilpraktiker wenden und diese bitten, eine Meldung zu machen, wenn der Arzt dieser Aufforderung nicht nachkommen will. Allerdings, und das muss ebenso gesagt werden, werden inzwischen auch Fallmeldungen von Patienten und Eltern oder Angehörigen als Verdachtsfallmeldung zumindest bearbeitet und in die Datenbank eingegeben. Das Paul-Ehrlich-Institut wird eine Verdachtsfallmeldung, die direkt vom betroffenen Patienten kommt, nicht einfach in den Papierkorb werfen. Man wird den impfenden Arzt kontaktieren und nachfragen. Ist dieser aber der Meinung, dass kein Verdacht auf eine Impfkomplikation vorliegt, wird der Fall jedoch sehr wahrscheinlich nicht weiterverfolgt.

Niedrige Melderaten als Beleg der Sicherheit?

Das Paul-Ehrlich-Institut veröffentlicht von Zeit zu Zeit die Daten über die eingegangenen Verdachtsfallmeldungen. Seit 2007 kann man auch direkt in der Datenbank des PEI recherchieren, die in diesem öffentlich zugänglichen Bereich Verdachtsfallberichte ab dem Meldejahr 2002 auflistet. Allerdings wird dort nicht die vom Institut durchgeführte Bewertung des kausalen Zusammenhangs zwischen Impfung und vermuteter Komplikation aufgeführt. Die unten stehende Tabelle zeigt die Melderaten für vermutete Impfkomplikationen in den Jahren 2001–2005, die 2007 im *Bundesgesundheitsblatt* publik gemacht wurde.
Wenn man möchte, kann man diese ziemlich konstanten Melderaten als Hinweis auf die Sicherheit der in Deutschland angewendeten Impfstoffe betrachten. Bei vielen Millionen von Impfungen pro Jahr in Deutschland erscheinen Melderaten von weniger als 1000 schwerwiegenden Verdachtsfällen von Komplikationen nicht wirklich beunruhigend, es sei denn, man ist selbst

6 Zahl der Verdachtsfälle von Nebenwirkungen bzw. Impfkomplikationen 2001–2005

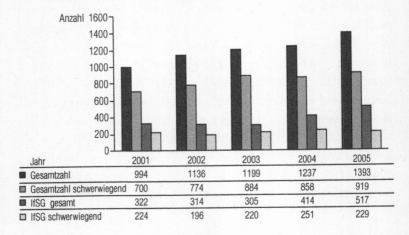

Jahr	2001	2002	2003	2004	2005
■ Gesamtzahl	994	1136	1199	1237	1393
▦ Gesamtzahl schwerwiegend	700	774	884	858	919
■ IfSG gesamt	322	314	305	414	517
□ IfSG schwerwiegend	224	196	220	251	229

Als schwerwiegende unerwünschte Arzneimittelwirkungen bezeichnet man medizinische Ereignisse, die zum Tode führen, lebensbedrohlich sind, eine stationäre Behandlung des Betroffenen im Krankenhaus erforderlich machen, bleibende Schäden verursachen oder einen Geburtsfehler zur Folge haben. Mit »IfSG« sind die gemäß der Meldepflicht im Infektionsschutzgesetz vorgeschriebenen Meldungen gemeint.

von einem solchen Verdachtsfall betroffen oder gehört zu denen, deren Verdachtsfall nicht gemeldet wurde.

Nochmals sei hier klar festgestellt: Die Melderaten von Impfkomplikationsverdachtsfällen pro Jahr sagen nichts über die »wahre Welt« aus und lassen keinen Rückschluss darauf zu, wie häufig Impfkomplikationen wirklich sind. Aus meiner Sicht ist es höchst fragwürdig, mit diesen Daten die Sicherheit der Impfstoffe zu begründen. Es ist natürlich ein scheinbar einleuchtendes Argument, wenn man sagt, dass sich die Melderaten unerwünschter Wirkungen seit Jahren recht beständig auf einem niedrigen Level bewegen und daher ja im Prinzip alles so weit in

144

Ordnung sei. Nicht in Ordnung ist das Überwachungssystem, von dem man ja weiß, dass es nur unzureichend Daten liefert. Dieses System aber über Jahre hinweg so zu lassen, wie es ist, zeugt meines Erachtens davon, dass die Überwachungsbehörden recht gut mit diesen Melderaten und den Unzulänglichkeiten bei der Erfassung leben können. Das wirft unweigerlich die Frage auf: Will man hier überhaupt wirklich mehr wissen über Verdachtsfälle von Impfkomplikationen?

Im Prinzip herrscht bei allen Entscheidungsträgern aus Politik, Behörden und Industrie Einigkeit, dass Impfungen quasi per Definition eine gute und positiv zu bewertende Maßnahme sind. Eine zu intensive Überprüfung der Sicherheit wird von vielen entweder als nicht notwendig oder auch als kontraproduktiv eingeschätzt. Eine wesentlich besser funktionierende Überwachung der Sicherheit beim Impfen würde viel Geld und Arbeit kosten, wäre aber prinzipiell durchaus machbar. Nur ist derzeit überhaupt kein Wille erkennbar, solche Konzepte in die Realität umzusetzen. Und solange man die berechtigte Forderung nach einer »echten« Überwachung der Impfstoffsicherheit mit dem Hinweis auf »unwissenschaftliches Geschwätz« einiger Impfkritiker abtun kann, wird hier auch nichts passieren.

Die Bestätigung dieser Überlegungen findet sich in einem Artikel, der all das Gesagte aus der behördlichen Perspektive nochmals zusammenfasst.[35] Er wurde von einem Meinungsbildner mit bekannten Interessenkonflikten, Prof. Burkhard Schneeweiß, unter Mitarbeit von zwei ehemaligen Kollegen aus dem Paul-Ehrlich-Institut geschrieben und im *Deutschen Ärzteblatt* veröffentlicht. Unter dem Titel »Impfsicherheit heute« wird zunächst erklärt, dass die Studien vor der Zulassung und die anschließende *Post-Marketing*-Überwachung einschließlich der staatlichen Chargenprüfung Impfstoffe sicher machten und somit jeder Zweifel an der Sicherheit wissenschaftlich unbegründet sei. In der Folge befasst man sich ausführlich mit »häufigen« Argumenten der »Impfkritiker« und wie man als Arzt auf solche Argumente am besten antworten könne. Ein insgesamt sehr nachdenklich bis traurig stimmender Textbeitrag, wenn hier wirklich der aktuelle Stand der Impfstoffsicherheit aus Sicht der Überwachungsbehörde Paul-Ehrlich-Institut widergespiegelt ist.

Wie Verdachtsfälle bewertet werden

Die Erfassung von möglichen unerwünschten Wirkungen beim Impfen allein ist schon sehr schwierig. Wird nun aber etwas Ungewöhnliches nach einer Impfung gemeldet, so muss natürlich die Überlegung folgen, ob hier die verabreichte Impfung auch tatsächlich das später beobachtete Problem verursacht hat. Keine leichte Aufgabe, wenn man bedenkt, dass für viele Erkrankungen die eigentliche Ursache nicht bekannt ist. Gerade auf dem Feld der Immunologie und den durch eine wie auch immer fehlgesteuerte Abwehr verursachten Erkrankungen sind die Dinge alles andere als klar. Impfstoffe sind Arzneimittel, die direkt auf das Immunsystem wirken und eine langfristige Veränderung im Sinne eines immunologischen Gedächtnisses bewirken sollen, die zuverlässig vor den Krankheiten schützen sollen, gegen die geimpft wird. Ganz prinzipiell ist es somit notwendig, vor allem immunologische Mechanismen im Blick zu behalten, wenn es an die Bewertung von Zusammenhängen bei Verdachtsfällen von Impfkomplikationen geht.

Für die Bewertung des kausalen Zusammenhangs in Einzelfällen, in denen es zu schweren unerwünschten Arzneimittelreaktionen (einschließlich Impfreaktionen) gekommen ist, hat die Weltgesundheitsorganisation WHO ein definiertes System geschaffen, das allgemein wissenschaftlich akzeptiert wird und auch im Paul-Ehrlich-Institut zur Einzelfallbewertung Verwendung findet. Dieses Bewertungsschema trägt der Tatsache Rechnung, dass in der Mehrzahl der auftretenden Verdachtsfälle unerwünschter Arzneimittelwirkungen eine sogenannte »Ausschlussdiagnose« gestellt werden muss. Zum Nachweis einer Impfreaktion gibt es keinen diagnostischen Goldstandard, der ein solches Krankheitsbild mit Sicherheit nachweist. Vielmehr ist durch Verwendung des WHO-Algorithmus die Wahrscheinlichkeit eines Zusammenhangs einzugrenzen. Wichtig sind bei der Bewertung die Faktoren des plausiblen zeitlichen Intervalls, der Bekanntheit der Reaktion und der pathophysiologischen Erklärbarkeit des Geschehens, d.h. der Frage, wie der Körper unter den krankhaften Veränderungen abweichend funktioniert und welche Mechanismen die krankhaften Veränderung bedingen. Darüber hinaus sollten durch eine möglichst komplette diagnostische Abklärung alternative Ursachen für die aufgetretene Symptomatik ausgeschlossen sein. Die von der WHO etablierten Kriterien lauten:[36]

Der kausale Zusammenhang zwischen der Arzneimittelgabe oder der Impfung und der beobachteten unerwünschten Reaktion ist

a) gesichert (*certain*): Ein klinisches Ereignis, einschließlich Veränderungen von Laborparametern, gilt als gesicherte UAW (unerwünscht auftretende Wirkung), wenn ein plausibler zeitlicher Rahmen vorliegt und keine anderen Ursachen infrage kommen. Des Weiteren muss die Reaktion bekannt und pathophysiologisch erklärbar sein, wobei ein positiver Reexpositionsversuch nicht zwangsläufig gefordert wird, in der Regel aber vorhanden sein sollte.

b) wahrscheinlich (*probable/likely*): Ein klinisches Ereignis, einschließlich Veränderungen von Laborparametern, gilt als wahrscheinliche UAW, wenn ein plausibler zeitlicher Rahmen vorliegt und die aufgetretene Symptomatik wahrscheinlich nicht durch andere Ursachen ausgelöst ist. Die Reaktion sollte bekannt und pathophysiologisch erklärbar sein, wobei ein positiver Reexpositionsversuch nicht gefordert wird.

c) möglich (*possible*): Ein klinisches Ereignis, einschließlich Veränderungen von Laborparametern, gilt als mögliche UAW, wenn ein plausibler zeitlicher Rahmen vorliegt, aber auch andere Ursachen wie koinzidierende Erkrankungen oder Medikamente infrage kommen.

d) unwahrscheinlich (*unlikely*): Ein klinisches Ereignis, einschließlich Veränderungen von Laborparametern, gilt als unwahrscheinliche UAW, wenn eine zweifelhafte zeitliche Korrelation besteht und insgesamt mehr Aspekte gegen einen Kausalzusammenhang sprechen.

e) unvollständig (*conditional/unclassified*): Die Datenlage ist zur Beurteilung insuffizient, weitere Daten sind angekündigt oder angefordert.

f) nicht zu beurteilen (*unassessible/unclassificable*): Die Datenlage ist zur Beurteilung insuffizient, keine weiteren Daten sind zu erwarten.

Mit dem Reexpositionsversuch ist hier gemeint, den Betroffenen nach Auftreten der vermuteten Impfkomplikation nochmals zu impfen, um zu sehen, ob die unerwünschte Reaktion wieder auftritt oder sich verstärkt, wenn sie noch besteht – ein Verfahren, das aus ethischen Gründen nicht häufig angewendet werden kann und sollte.

Aus diesen Kriterien wird leicht erkennbar, dass auch bei der Kausalitätsbewertung viel Raum für Interpretationen bleibt, je nachdem, aus welcher Perspektive ein solcher Verdachtsfall einer unerwünschten Arzneimittelwirkung beurteilt wird. Die »plausiblen zeitlichen Rahmen« zwischen einer Impfung und einer später beobachteten unerwünschten Reaktion sind nur für einige wenige Beispiele überhaupt diskutiert und definiert worden. So wurde zum Beispiel vom amerikanischen Institute of Medicine für das Auftreten eines Guillain-Barré-Syndroms (GBS) nach der Influenza-Impfung ein zeitliches Intervall von 5 bis 42 Tagen veröffentlicht. Die Überlegungen zu diesem zeitlichen Intervall basierten auf der früheren Beobachtung, dass nach einer großen Impfaktion gegen die ebenfalls schon als Schweinegrippe bezeichnete Grippe-Epidemie 1976/77 in den USA in einem Zeitraum bis zu sechs Wochen nach Impfung gehäuft GBS-Fälle auftraten.[37] Da das GBS inzwischen als Prototyp einer impfvermittelten autoimmunen Komplikation betrachtet wird, orientieren sich an diesem »plausiblen« Zeitintervall auch andere Bewertungen von Impfkomplikationen. Dazu gehören vor allem die auf ähnlichen immunologischen Mechanismen wie das GBS beruhenden entzündlichen Reaktionen am Gehirn, die als »akute disseminierte Enzephalomyelitis« bezeichnet werden und einen nicht unbeträchtlichen Teil der vermuteten schweren Impfkomplikationen ausmachen.

Ob allerdings das zeitliche Intervall zur Auslösung von immunologisch verursachten Schäden tatsächlich einem solch begrenzten Zeitraum entspricht, ist fraglich. Andere autoimmune Erkrankungen wie etwa der Diabetes mellitus Typ 1, also die »jugendliche Form« der Zuckerkrankheit, lassen sehr viel längere zeitliche Intervalle zwischen dem eigentlichen immunologischen Auslöser und den ersten Symptomen der Erkrankung vermuten. Allerdings wird hier auch schon klar, dass bei langen zeitlichen Fristen eine Erfassung als Impfkomplikation praktisch unmöglich wird, da nach Monaten oder Jahren niemand mehr (weder der Betroffene noch seine Eltern oder Verwandten oder der impfende Arzt) an eine Impfung als Auslöser einer Autoimmunerkrankung denken wird.

Ein weiterer interessanter Punkt beim Bewerten der Kausalität ist die Frage nach der Bekanntheit der Reaktion bzw. nach dem derzeitigen wissenschaftlichen Kenntnisstand bezüglich der Pathophysiologie. Bei den meisten schweren gesundheitlichen Problemen nach Impfungen liegt beim betroffenen Patienten eine wie auch immer geartete autoimmune Reaktion vor. In den letzten Jahrzehnten wurde deshalb wiederholt ein möglicher Zusammenhang zwischen der Entwicklung von Autoimmunerkrankungen und verschiedenen Impfmaßnahmen diskutiert. Die rätselhafte, aber stetige Zunahme der Häufigkeit dieser Erkrankungen ließ durchaus an die Mitwirkung von Impfungen im Sinne »exogener Trigger« (also aus der Umwelt stammender Krankheitsauslöser) denken, da ja auch die Zahl der empfohlenen Impfungen sowohl bei Kindern als auch bei Erwachsenen kontinuierlich angestiegen war.[38]

So führte der renommierte Immunologe Prof. Shoenfeld vom Center of Autoimmune Disease der Universitätsklinik von Tel Aviv 2005 auf einem Kongress zu diesem Thema in Lausanne aus, dass mit hoher Wahrscheinlichkeit verschiedene Autoimmunerkrankungen bei Vorliegen einer speziellen genetischen Disposition des Betroffenen durch Impfungen ausgelöst werden können und dass eine Vielzahl experimenteller Untersuchungen (Tiermodelle) für einen solchen Zusammenhang sprechen.[39] Die Arbeiten von Prof. Shoenfeld führten dann Ende 2010 zur Einführung des bereits vorgestellten ASIA-Syndroms. Dessen Akzeptanz wird künftig über eine Vielzahl von Schicksalen entscheiden, das all die Menschen teilen, die mit unklaren autoimmunologischen Krankheitsbildern eine Anerkennung als Impfschädigung beantragt haben oder das nun tun werden. Die Überlegungen zur Ursache des ASIA-Syndroms betreffen prinzipiell alle Impfstoffe, da der exakte Mechanismus der immunologischen Abläufe für die Entstehung autoimmuner Reaktionen nicht bekannt ist und die prinzipielle Wirkung jeder Impfung in einer Stimulation des Immunsystems besteht, die bei einem speziellen Individuum möglicherweise verheerende Folgen hat. Autoimmunreaktionen wurden sowohl nach Lebend- und Totimpfstoffen berichtet. Deshalb muss man wohl akzeptieren, dass auch diese unerwünschten Dinge zur Methode Impfen gehören.

Wie aber sollte man nun diesen wissenschaftlichen Kenntnisstand auf die Bewertung von Impfschadensverdachtsfällen übertragen? In der aktuellsten Veröffentlichung über Verdachtsfälle aus den Jahren 2004 und 2005 erfährt man doch etwas über die amtliche Kausalitätsbewertung des Paul-Ehrlich-Instituts. Man erkennt sofort und auch ohne Experte zu sein, dass die Qualität der Meldungen bei etwa 20% nicht bewertbaren Fallberichten nicht optimal zu sein scheint. Denn von den raren Fallmeldungen, die der Behörde gemacht werden, sind 20% nutzlos, weil nicht bewertbar. Den weitaus größten Anteil haben nach dieser Veröffentlichung die Fälle, bei denen der Zusammenhang mit »möglich« bewertet wurde. Diese Einschätzung ist für die Behörde eine recht bequeme, da hier immer die ebenfalls denkbaren alternativen Ursachen oder auch die hinlänglich bekannte Koinzidenz herhalten müssen. Gerne wird in diesem Zusammenhang argumentiert, dass bei unklaren Erkrankungen auch andere Infektionen mit nicht nachgewiesenen Erregern möglich gewesen wären. Prüfen oder endgültig klären lässt sich so etwas natürlich zum Zeitpunkt der Fallmeldung in der Regel nicht mehr und die Bewertung wird sich in Richtung »möglich« verschieben. Interessant ist auch die Tatsache, dass dem Paul-Ehrlich-Institut in der Mehrzahl der eingehenden Fallberichte der Absender der Fallmeldung gar nicht bekannt ist. Die meisten der beim PEI eingehenden Fallberichte kommen noch immer von den Herstellern selbst, da deren Pharmaaußendienst in den Praxen präsent ist und dann als Ansprechpartner der Ärzte dient.

Beispieldialog:
»Hör'n Sie mal, mit dem neuen Impfstoff, stimmt da was nicht, ich hab da einen Patienten, der hat …«
»Ach was, Herr Doktor, der Impfstoff ist sicher, ganz klar, aber ich schreib das mal auf, wir sind ja zur Meldung an die Behörde verpflichtet, reine Routine.«

7 Meldequellen im Jahr 2005

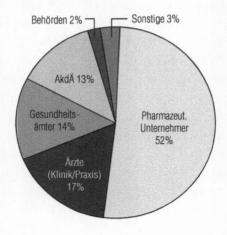

Die Hersteller melden dem PEI die Fallberichte dann mit anonymisierten Absendern, sodass eine direkte Kommunikation zwischen der Überwachungsbehörde und den meldenden Ärzten nicht zustande kommt. Zwar kann die Behörde beim Hersteller anfragen, ob der meldende Arzt mit der Weitergabe seiner Anschrift an das PEI einverstanden ist, aber wenn nicht, dann nicht. Resultat ist dann meistens eine Fallbewertung, die »nicht auswertbar« oder »möglich« lautet. Aus solchen »Möglichkeiten« wird selten ein echtes Risikosignal und auch hier wird wieder die ganze Unzulänglichkeit des Erfassungs- und auch des Bewertungssystems sichtbar.

Vehemente Kritiker dieses Systems behaupten gerne, es diene nur zur Beruhigung der Öffentlichkeit, da ja eine Behörde zur Überwachung vorzeigbar da ist, die auch eine »wissenschaftliche« Datenbank betreibt und hin und wieder etwas mehr oder weniger Wissenschaftliches veröffentlicht. Tatsächlich hat man es sich beim PEI im Umgang mit Fragen der Impfstoffsicherheit

8 Bewertung des Kausalzusammenhangs zwischen Impfung und unerwünschtem Ereignis durch das PEI

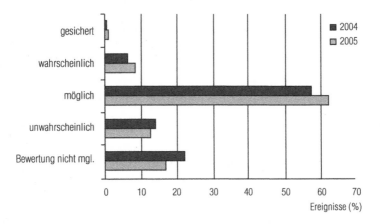

in den letzten Jahren recht leicht gemacht: Wenige Verdachts-fallmeldungen als Beleg der Sicherheit und auch keine erkenn-bare Anstrengung, an einem nicht funktionierenden System et-was zu ändern.

»SO LONELY« – DIE REALITÄT BEI IMPFSCHADENSVERDACHT

Die Geschichte von Silvia H.

»Was brauche ich, wenn wir in den Urlaub fahren?«, frage ich meinen Freund. Ich habe lange überlegt, ob ich mitfahren soll. Jetzt bin ich stolze Besitzerin eines Tickets nach Mexiko – Yucatan – Cancun.

»Eine Impfung gegen Hepatitis A und B ist nicht schlecht«, rät er mir.

Hmm, o.k., mach ich, mehr denke ich mir dabei nicht.

Ich gehe zu meiner Hausärztin, hole mir ein Privatrezept. Ich kann mich nicht erinnern, dass mich irgendjemand fragte, wieso, warum, weshalb? Oder mich aufklärte, welche Chancen und Risiken diese Impfung bereithält. Und ich bin guten Glaubens, dass die Mittel, welche im Handel sind und bei Ärzten verwendet werden, mir zumindest mehr nutzen als schaden.

»Eine Dreifachimpfung ist es«, sagt man mir in der Arztpraxis. Ich müsse innerhalb von eineinhalb Jahren dreimal zur Spritze kommen, um den gewünschten Immunstatus zu erreichen. Die erste Spritze bekomme ich in den linken Arm, ein kleiner Piks, das war's. Es ist der 4. September 2004. Da ich ein eher ängstlicher Typ bin, frage ich, ob mit irgendwelchen Problemen zu rechnen sei. Nein, habe ich danach noch im Ohr, es handele sich um Totimpfstoff und daher seien keine Nebenwirkungen zu erwarten.

Am nächsten Tag liege ich völlig benommen auf der Couch, benebelt, schlapp, mit Gliederschmerzen und einem dröhnenden Kopf.

Essen, Spaziergang, frische Luft – alles, was ich sonst zur Verbesse-
rung meiner körperlichen Konstitution einsetze, bringt keine Ver-
besserung. Das soll wohl so sein, denke ich mir. Das Immunsystem
arbeitet und stellt die gewünschte Abwehr her. Von wegen »keine
Nebenwirkungen zu erwarten«, das hier fühlt sich anders an. Aber
ich vertraue, dass alles seine Richtigkeit hat, denn sonst würde mir
meine Hausärztin dieses Präparat nicht bedenkenlos empfehlen.
Das Präparat heißt Twinrix *von der Firma GlaxoSmithKline. Den*
Beipackzettel überfliege ich nur, um mich nicht unnötig zu belasten.
Ich muss da sowieso durch, denn das Zeug ist schon drin im Körper.

So beginnt die Geschichte von Frau Silvia H., die sich zu einem
beispielhaften Fall einer ungewöhnlichen Impfkomplikation
und der damit verbundenen Odyssee durch Arztpraxen, Krankenhäuser und Institute entwickeln sollte. Zu mir gelangte der
Fall von Frau H. als Paket von Gerichtsakten, die mir vom zuständigen Sozialgericht im Juni 2010 zur Begutachtung vorge-
legt wurden.

Doch fangen wir ganz von vorne an. Im Jahr 2004 wollte sich
Frau H. – sie war damals 36 Jahre alt, vollzeitig berufstätig und
topfit – wegen des geplanten Urlaubs in Mexiko mit ihrem
Freund gegen Hepatitis A und B impfen lassen. Dabei muss man
wissen, dass die Hepatitis-B-Impfung keine klassische Reiseimp-
fung ist. Erstmalig geimpft wurde Frau H. mit dem Produkt
Twinrix Erwachsene des Herstellers GlaxoSmithKline am 1. September 2004. Am Tag danach fühlte sie sich schwach und müde,
hatte migräneartige Kopfschmerzen, litt unter Gliederschmerzen und Übelkeit. Diese Beschwerden klangen innerhalb kurzer
Zeit wieder ab. Die zweite *Twinrix*-Impfung wurde dann am 1.
Dezember 2004 verabreicht. Wieder hatte sie in der Folge mit
Müdigkeit, Kopfschmerzen, Schwäche und Übelkeit zu kämpfen
und auch diesmal verschwanden die Beschwerden, allerdings
erst nach einigen Wochen. Im Jahr 2005 fühlte sich Frau H.

grundsätzlich leistungsfähig. Sie trieb zu dieser Zeit viel Sport (zweimal wöchentlich Joggen, dreimal wöchentlich Training im Fitnessstudio, Touren mit dem Mountainbike in den Bergen). Jedoch traten Kopf- und Muskelschmerzen sowie Schwindel und Leistungsschwäche bei körperlicher Betätigung immer deutlicher und häufiger auf. Die dritte und letzte Impfdosis *Twinrix Erwachsene* wurde dann am 28. September 2005 verabreicht und auch nach dieser Impfung hatte es Frau H. erneut mit den bereits bekannten Symptomen Müdigkeit, Kopfschmerzen, Schwäche und Übelkeit zu tun. Anfang Dezember 2005 fühlte sie sich ungewöhnlich schwach und müde, was von ihr zunächst als Kreislaufschwäche bewertet wurde. Diese Beschwerden dauerten aber an und waren von der Intensität her langsam zunehmend. Gegen Ende Januar 2006 waren die Beschwerden so stark, dass Frau H. die Treppen zu ihrer Wohnung im dritten Stock nicht mehr alleine bewältigen konnte. Außerdem war zu den Beschwerden ein Kribbelgefühl in Händen und Füßen hinzugekommen. Auch bestanden inzwischen Sehstörungen und Gleichgewichtsstörungen. Am 31. Januar 2006 verständigte Frau H. schließlich den Notarzt, da sie sich schwerkrank fühlte. Eine ambulante Untersuchung erbrachte allerdings keine richtungsweisenden Befunde.

Im Rahmen einer Vorstellung bei der Hausärztin wurde der Verdacht auf die Reaktivierung einer Virusinfektion durch das Eppstein-Barr-Virus (EBV) und das Herpes-Zoster-Virus geäußert. Zur Abklärung dieses Verdachts wurde Frau H. am 15. Februar 2006 stationär in der Abteilung für Infektiologie und Tropenmedizin im Krankenhaus aufgenommen und untersucht. Hier fand sich kein Hinweis auf eine Infektion als Ursache der Beschwerden und die Entlassungsdiagnose lautete »Verdacht auf typische Migräne«.

Aus körperlicher Schwäche war es Frau H. kaum möglich, die entsprechenden Ärzte und Krankenhäuser aufzusuchen. Drei

Monate lang konnte sie nicht Auto fahren, ein Nachbar unterstützte sie in dieser Zeit. Erst nach einem halben Jahr im Mai hatte sie wieder Kraft, selbst ein Fahrzeug zu steuern. Doch die gesundheitlichen Probleme bestanden weiterhin. Im Verlauf des Monats März 2006 konsultierte Frau H. zahlreiche Ärzte (Blutuntersuchung im Universitätsklinikum, Untersuchung beim Neurologen, Untersuchung im Institut für Infektions- und Tropenmedizin der Uniklinik, Untersuchung beim Rheumatologen und Durchführung eine Kernspintomografie von Kopf und Halswirbelsäule zum Ausschluss einer entzündlichen Erkrankung des zentralen Nervensystems), ohne dass sich ein Hinweis auf die Ursache der Beschwerden gefunden hätte.

Ich halte es zu Hause nicht mehr aus. Ich kann mich nicht auf den Beinen halten, mir ist so schwindelig, dass ich nicht weiß, wo oben und unten ist. Die Welt dreht sich, auch wenn ich liege. In meinem Körper scheint Wasser hin und her zu schwappen, als wären meine Gliedmaßen gefüllt mit kaltem Wasser, welches sich in Wellen meinen Körper hoch und runter bewegt. Besonders die rechte Seite wird von diesen Wellen erfasst. Gerne möchte ich diese Empfindungen auf einen Bildschirm bringen, zu eigen- und fremdartig sind sie und, wenn sie nicht so quälend und schmerzhaft wären, äußerst faszinierend.
Es sind merkwürdige Eindrücke, die mein Nervensystem kreiert. Die Hände und Füße prickeln, sie gehören nicht wirklich zum Körper, je weiter ich mit der Wahrnehmung in das Äußere der Gliedmaßen komme. Wenn ich auf dem Sofa liege, spüre ich nicht, wo meine Arme und Beine liegen. Hand neben oder auf dem Körper – keine Ahnung. Als ob mein alter Körper verlorengegangen wäre und ich den neuen überhaupt nicht verstehe. Es ist etwas in und an mir, was nicht zu mir gehört, was in mich eingedrungen ist, ich habe es nicht gewünscht, aber ich habe es zugelassen. Das spüre ich ganz deutlich.

Das, was neu ist, ist schmerzhaft hart und gleichzeitig weich wie Pudding. In den ersten Tagen im Januar, als ich krank wurde, vermutete ich, dass ich eine Grippe bekäme. Eigentlich wusste ich deutlich, dass sich dies von allem unterschied, was ich bisher von meinem Körper wahrgenommen hatte. Aber das mochte ich nicht wissen und ich versuchte alles, was mir bisher geholfen hatte.

Ich überlegte, ob ich das Gefühl der Schwäche mit einem Gang zur Post – diese liegt ein paar Straßen weiter – überwinden könnte. Es war der 25. Januar 2006. Ich schleppte mich vom dritten Stockwerk auf die Straße. Meine Beine fühlten sich an, als wären sie aus Pudding. Egal, weiter. Ich war warm eingepackt, lief in Richtung Hauptstraße, bog dort links um die Ecke. Ich merkte, dass dies keine gute Idee gewesen war. Ich kam noch 50 Meter bis zu der schon geschlossenen Eichendorff-Apotheke. Ich hatte noch nie eine derartige Schwäche gespürt, die sich über meine Gliedmaßen und die Mitte meines Körpers ausbreitete. Ich stand etwas unentschlossen da, am liebsten hätte ich mich auf den Bürgersteig gelegt. Dann erfüllte mich Panik, ob ich es wieder bis in meine Wohnung schaffen würde. Cool bleiben, ein Schritt nach dem anderen. Komisch, dachte ich mir, vor Kurzem war Radeln auf die Kampenwand Alltag, jetzt kommt dir der zehnminütige Spaziergang zur Post vor wie eine Reise zum Mond.

Als ich mich in der Wohnung völlig erschöpft auf die Couch fallen ließ, kam mir ein Wort in den Sinn: Demut. Ich habe mich noch nie so demütig gefühlt wie an diesem Tag. Ich habe noch nie so genau wie an diesem Tag verstanden, was es bedeutet, auf seinen Körper angewiesen zu sein, und was es für Menschen bedeutet, einer Bewegungsunfähigkeit ausgeliefert zu sein. Ich betete still vor mich hin, dass dies nur ein vorübergehender Zustand sein mochte, und fiel in einen Dämmerschlaf.

So wie an jenem Tag ist es in den folgenden Tagen und Monaten: Ich kann mich immer nur kurz wach und auf den Beinen halten und versuche diese Zeit zu nutzen, damit ich überlebe. Ich bete

*weiter, dass mir dies gelingen wird. Ich verstehe diesen Zustand
nicht, aber ich werde es schaffen, sage ich mir immer wieder. Mein
älterer Bruder aus Hamburg redet an mich hin wie an einen stör-
rischen Esel, damit ich durchhalte und nicht völlig verzweifle. Das
hilft mir. Ich werde das hinbekommen, motiviere ich mich immer
wieder.*

So beschreibt Frau H. die Zeit nach der dritten *Twinrix*-Imp-
fung. Dass ihr Leben sich aber grundsätzlich verändert hat, begriff Frau H. erst im Lauf der nächsten Monate und Jahre. Eine
Diagnose für die vielschichtigen Beschwerden konnte ihr trotz
zahlreicher Arztbesuche nicht genannt werden.

Da die Erkrankung nach der dritten *Twinrix*-Impfung aufgetreten war, kam Frau H. im Februar 2006 selbst der Verdacht, dass
hier möglicherweise ein Zusammenhang bestehen könnte. Sie
recherchierte im Internet und fand eine Vielzahl von Veröffentlichungen über ein Krankheitsbild mit dem kryptischen Namen
»makrophagische Myofasziitis«, kurz MMF. Diese von ihr selbst
gestellte Verdachtsdiagnose wurde allerdings von den ärztlichen
Experten eher zurückhaltend beurteilt. Jedem Arzt hat sie den
Verdacht detailliert geschildert, keiner wollte ihm diagnostisch
oder anderweitig folgen, auch als sich Frau H. am 28. Oktober
2008 in der Ambulanz des Friedrich-Baur-Instituts in München
vorstellte. Das Friedrich-Baur-Institut ist nach eigener Aussage
»eine Einrichtung der Medizinischen Fakultät der Ludwig-Maximilians-Universität München, die sich, in Assoziation mit der
Neurologischen Klinik und Poliklinik, der Patientenversorgung
und Spitzenforschung auf dem Gebiet der neuromuskulären Erkrankungen widmet«. Frau H. schrieb später an das Institut:

*Ich suchte Ihre Unterstützung zu ausgeprägten Symptomen der
Erschöpfung und Muskelschmerzen. Zu diesem Zeitpunkt war ich
ziemlich ratlos, da der Erschöpfungs- und Schmerzzustand bereits*

seit 2006 anhielt und ich meiner Arbeit seitdem nur halbtags nach-
kommen kann. Ich freute mich zunächst über Ihr Engagement und
das Know-how in der Muskelklinik.
Ich vermutete als Ursache der erlebten Symptome eine Impfung ge-
gen Hepatitis A und B mit dem Präparat Twinrix *und das darin*
enthaltene Aluminiumhydroxid. Die makrophagische Myofasziitis
habe ich Ihnen gegenüber erwähnt, aber ich stellte fest, dass die-
sem Verdacht nicht gefolgt werden konnte oder wollte. Sie halten
in Ihrem Arztbrief fest: »Aus heutiger Sicht finden sich keine aus-
reichenden Hinweise auf das Vorliegen eines Fibromyalgiesyn-
droms, ebenso keine Hinweise auf das Vorliegen einer manifesten
neuromuskulären Erkrankung, dabei insbesondere einer entzünd-
lichen Muskelerkrankung.«

Im Mai 2011 stellte sich Frau H. dann schließlich in Paris in der
Abteilung von Prof. Romain Gherardi vor. Dieser ist der Leiter
der Abteilung für Histologie im Krankenhaus Henri-Mondor in
Créteil und Mitglied der französischen Forschungsgruppe für
Muskel und Nerv (GERMEN). Die Arbeitsgruppe um Prof.
Gherardi hatte die MMF-Erkrankung vor Jahren erstmalig beschrieben und verfügt sicherlich weltweit über die größte Erfahrung mit diesem Krankheitsbild. Der Schritt von Frau H., sich in
Frankreich zur weiteren Diagnostik vorzustellen, ist ein sehr
mutiger. Sie tat dies ja auf eigene Kosten und Verantwortung,
nachdem die Diagnosestellung bei einem Verdacht auf eine
MMF-Erkrankung in Deutschland nicht möglich war. In Paris
wurde Frau H. am 17. Mai 2011 eine Muskelbiopsie aus dem
rechten Oberarm entnommen, an der die letzte Impfung gespritzt worden war. Die ersten beiden Impfungen erfolgten links.
Frau H. erhielt kurz darauf den folgenden Befundbericht (be-
glaubigte Übersetzung aus der französischen Sprache):

PATHOLOGISCHE ABTEILUNG
Krankenhaus «H. MONDOR»
94010 CRETEIL CEDEX
Tel.: 01 49 81 27 32
Fax: 01 49 81 27 33
Abteilung von Pr. R. K. GHERARDI

Bericht über die Untersuchung Pxx
Angefordert von:
Dr. xx
Patientin: Frau H, S (pers. Ident.nummer: xxx)
Geschlecht: W   geboren xx xx 1968
Entnommen am: 17.05.2011
Erhalten am: 17.05.2011
BIOPSIE RECHTER DELTAMUSKEL
OPERATEUR: Pr. xx

Das Fragment des rechten Deltamuskels, dessen Faszie und Pannikulus wurden mittels Gefrierschnitt und nach Einbettung in Paraffin, gefärbt mit Hämatin-
Eosin, Masson-Trichrom-Färbung, oxidative Reaktion mit NADHTR, COX-Reak-
tion für die Mitochondrien, PAS und Sudan-Schwarz, untersucht.
Immunohistochemische Untersuchung der Gewebeexpression der Antigene
des Haupthistokompatibilitätskomplexes der Klasse-I (HLA-ABC), von CD3,
CD56/NCAM und CD68, durchgeführt mittels Muskelgefrierschnitt durch Immu-
noperoxidase-Methode.
Das untersuchte Muskelfragment weist eine histologische Architektur im Nor-
malbereich ohne offenkundige myozytäre Anomalie auf.
Die wesentliche festgestellte Anomalie besteht im Vorhandensein – auf dem
Paraffinblock – eines kleinen endomysialen Infiltrats aus kohäsiven Makropha-
gen, die jedoch keine multinuklearen Riesenzellen bilden, mit PAS-positivem
Zytoplasma, mit histologischen Charakteristika von Läsionen aufgrund makro-
phagischer Myofasziitis.
Es wurde histologisch kein Hinweis auf eine mitochondriale Dysfunktion oder
eine durch Glykogen- oder Lipidüberlastung bedingte Pathologie gefunden.
Fehlen einer anormalen myozytären Reexpression der HLA-Antigene der
Klasse-I.

Auf der Faszie ist das Vorhandensein eines kleinen unspezifischen entzündlichen perivaskukären Aggregats festzustellen.

Aussehen des perimuskulären Panniculus adiposus unauffällig.

Aus der durchgeführten Muskelbiopsie geht das Vorhandensein einer kleinen Läsion aufgrund makrophagischer Myofasziitis hervor. Diese Art von Läsion weist darauf hin, dass an der fraglichen Stelle noch immer Aluminiumhydroxid infolge der intramuskulären Injektion eines Stoffes, der diese Verbindung als Adjuvans enthält, vorhanden ist.

Histologische Befunde müssen mit den früheren Impfungen der Patientin abgeglichen werden.

SCHLUSSFOLGERUNG:
LÄSIONEN AUFGRUND MAKROPHAGISCHER MYOFASZIITIS

Créteil, den 16.06.2011

Pr. Xx

Die Diagnose einer makrophagischen Myofasziitis wurde also in der Biopsie bestätigt. Das heißt, dass Frau H. durch die Aluminiumadjuvantien im Impfstoff *Twinrix* eine chronische Erkrankung entwickelt hat, die in Deutschland niemand diagnostizieren konnte oder wollte. Durch die Definition des ASIA-Syndroms, also des *autoimmune syndrome induced by adjuvants*, durch Prof. Shoenfeld u.a. im Jahr 2010 bleibt zu hoffen, dass auch in Deutschland diese impfbedingten und schweren Erkrankungen in Zukunft bei Ärzten inzwischen bekannter sind, diagnostiziert und dann als Impfschäden anerkannt werden. Die Betroffenen brauchen Unterstützung hinsichtlich der Aufklärung, in der Schmerztherapie und finanzielle Unterstützung, was die Einschränkung der Berufstätigkeit (teilweise oder ganz) angeht. Bei Frau H. wurden Bemühungen um Heilbehandlungen abgelehnt. Ein Jahr Berufsunfähigkeit und anhaltende berufliche Einschränkungen wurden bisher weder entschädigt, noch erfolgte eine adäquate Unterstützung bei der Suche nach einer optimalen Behandlung.

Wie hoch die Anzahl der Patienten derzeit in Deutschland tatsächlich ist, die mit einer solchen Störung auf aluminiumhaltige Impfungen reagiert haben und mit Diagnosen wie Fibromyalgie, Somatisierungsstörung oder Depression versehen wurden, ist völlig unklar. Der Fall von Frau H. ist als Beispiel für andere Verdachtsfälle von Impfschädigungen nicht ganz typisch, da die MMF-Erkrankung durch die Möglichkeit einer Muskelbiopsie mit den charakteristischen Befunden nachgewiesen werden konnte. Bei vielen anderen Erkrankungen gibt es ein solches Nachweisverfahren leider nicht.

Ein typischer Verdachtsfall

In der Realität spielen sich die Fälle, in denen der Verdacht auf einen Impfschaden geäußert wird, meist nach einem ähnlichen Schema ab, das hier nochmals kurz exemplarisch skizziert werden soll. Das gewählte Beispiel ist das, was in der gutachterlichen Praxis am häufigsten vorkommt: eine Störung der Hirnentwicklung im ersten Lebensjahr.

In dieser Lebensphase soll jeder Säugling in Deutschland nach der aktuellen Empfehlung der STIKO eine Grundimmunisierung gegen Diphtherie, Tetanus, Hepatitis B, Hib, Keuchhusten, Kinderlähmung und Pneumokokken erhalten. In Sachsen, dem derzeit einzigen Bundesland, in dem eine eigene Impfkommission – Sächsische Impfkommission, kurz SIKO – noch über die STIKO-Empfehlungen hinaus weitere Schutzimpfungen öffentlich empfiehlt, kommen noch eine Grundimmunisierung gegen Rotaviren, eine Impfung gegen Meningokokken der Serogruppe C und eine Grippeimpfung hinzu. Allesamt Empfehlungen, die vermutlich bald auch in ganz Deutschland gegeben werden.

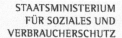

STAATSMINISTERIUM
FÜR SOZIALES UND
VERBRAUCHERSCHUTZ

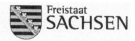

Freistaat
SACHSEN

IMPFKALENDER
FÜR KINDER, JUGENDLICHE UND ERWACHSENE IM FREISTAAT SACHSEN · Stand 01.01.2010

Lebensalter	Impfung gegen
ab 7. Lebenswoche	Impfung gegen **Rotaviren** 2- bzw. 3-malige Schluckimpfung (je nach Impfstoff)
ab 3. Lebensmonat	Beginn der Grundimmunisierung gegen: **Diphtherie** (D), **Keuchhusten** (Pa), **Tetanus** (T), **Haemophilus-influenzae-Typ b** (Hib), **Kinderlähmung** (IPV), **Hepatitis B** (HBV) (evtl. Hepatitis A und B ab 13. Monat) Kombinationsimpfstoffe bevorzugen, 3 Injektionen; **Meningokokken C** (3. Lebensmonat bis 18. Lebensjahr) konjugierter Impfstoff, **Pneumokokken** (3. Lebensmonat bis 2. Lebensjahr) konjugierter Impfstoff
ab 7. Lebensmonat	**Virusgrippe** (Influenza) jährlich (Fachinformationen beachten)

Die folgende Tabelle zeigt die »normale« STIKO-Empfehlung vom Juli 2010, die im August 2010 im *Epidemiologischen Bulletin* des Roland-Koch-Instituts veröffentlicht wurde. Betrachtet man das erste Lebensjahr, so wird deutlich, dass ab dem zweiten Lebensmonat geimpft wird. Eine Grundimmunisierung bedeutet vier Injektionen mit Sechsfach-Kombinationsimpfstoff und Pneumokokken-Impfstoff im zweiten, dritten, vierten und elften bis 14. Lebensmonat. Dazu kommen ab dem elften Lebensmonat noch die Lebendimpfungen gegen Masern, Mumps, Röteln und Windpocken. Für Säuglinge in Sachsen ist das noch nicht alles. Sie erhalten noch die zwei bis drei Impfdosen Rotavirus-Lebendimpfstoff ab der siebten Lebenswoche, ab dem dritten Monat die Meningokokken-C-Impfung – die STIKO empfiehlt diese erst im zweiten Lebensjahr – und mit sieben Monaten noch eine Grippeimpfung.

10   Die aktuellen Standardimpfungen für Säuglinge und Kleinkinder laut STIKO

Impfung	Alter in Monaten				
	2	3	4	11–14	15–23
Tetanus	G1	G2	G3	G4	
Diphtherie	G1	G2	G3	G4	
Pertussis	G1	G2	G3	G4	
Haemophilus influenzae Typ b	G1	G2[a]	G3	G4	
Poliomyelitis	G1	G2[a]	G3	G4	
Hepatitis B	G1	G2[a]	G3	G4	
Pneumokokken	G1	G2	G3	G4	
Meningokokken				G1 (ab 12 Moanten)	
Masern, Mumps, Röteln				G1	G2
Varizellen				G1	G2

[a] Bei Anwendung eines monovalenten Impfstoffes kann diese Dosis entfallen.

Erläuterungen
G   Grundimmunisierung (in bis zu 4 Teilimpfungen G1–G4)

Durch diese komplette empfohlene Grundimmunisierung ist das erste Lebensjahr eines Säuglings mit Terminen zu Impfungen recht voll.

Doch nun zurück zu unserem gewählten Beispiel für einen typischen Verdachtsfall einer Impfkomplikation. Nach »weitgehend« unauffälliger Schwangerschaft und einer unkomplizierten Geburt entwickelt sich das Kind in den ersten Monaten seines Lebens weitgehend normal. Der Kinderarzt führt U-Vorsorgeuntersuchungen durch, die sich als unauffällig erweisen, und beginnt nach der STIKO-Empfehlung ab dem zweiten Lebensmonat mit der Grundimmunisierung. Eine Aufklärung über seltene unerwünschte Wirkungen der Impfstoffe erfolgt nicht. Den Eltern fällt nach den ersten Impfungen nichts Besonderes an der Entwicklung ihres Kindes auf. Etwa zwei Wochen nach der dritten Pneumokokken- und Sechsfach-Kombinationsimpfung bemerkt die Mutter eine Verhaltensänderung: Beim Stillen trinkt das Kind nicht mehr richtig, eine ständige Unruhe des Säuglings wird erkennbar und die Entwicklung scheint plötzlich stillzustehen.

Der Kinderarzt wird aufgesucht und findet bei seiner Untersuchung nichts Gravierendes, die Eltern werden beruhigt und wieder nach Hause geschickt. Falls die Eltern danach gefragt haben sollten, ob das merkwürdige Verhalten ihres Kindes mit den Impfungen zusammenhängen könnte, wird der Kinderarzt sicher geantwortet haben, dass das nicht der Fall sei.

Zwei Wochen später treten plötzlich nach dem Aufwachen beim Kind ganz ungewöhnliche Zuckungen auf und das Kind scheint auch völlig benommen und nicht »richtig« wach zu sein. Der hinzugerufene Notarzt weist das Kind in die nächstgelegene Kinderklinik ein, Verdachtsdiagnose: Krampfanfall. Das bestätigt sich auch in der Klinik. Die Hirnstromkurven (Elektroenzephalogramm, EEG) sind auffällig, aber das Kernspintomogramm (MRT) des Gehirns zeigt keine wesentlichen Auffälligkeiten. Die Diagnose lautet »frühkindliche Epilepsie« und die weitere Entwicklung des Kindes bleibt trotz intensiver therapeutischer Bemühungen hinter der Normalität weit zurück: kein normaler Kindergarten, keine normale Schule, keine normale Berufsausbildung und ein ständiger Bedarf an Liebe, Pflege und Betreuung.

In den meisten Fällen ist die Geschichte in Bezug auf Impfstoffe und mögliche Risiken hier zu Ende, da die behandelnden Ärzte in der Regel keinen Zusammenhang zu den verabreichten Impfungen sehen und somit auch keine Verdachtsfallmeldung an die Behörden schicken. Auch die Familie selbst unternimmt üblicherweise keine weiteren Anstrengungen, dem Verdacht auf eine Beteiligung der Impfungen an der Erkrankung des Kindes intensiver nachzugehen. Wie sollte man das auch machen? Ein stiller Verdacht oder mehr ein Gefühl ist sicher da, weil die gesundheitlichen Probleme zeitlich durchaus in Zusammenhang mit der letzten Impfung zu bringen sind. Aber das ist bei einem Blick auf den Impfkalender nicht weiter verwunderlich: Das erste Lebensjahr ist, wie gezeigt, mit Impfungen reichlich bestückt.

Was kann man also in einer solchen Situation tun? Ich empfehle: Wenn der impfende Arzt nicht zu einer Verdachtsfallmeldung bereit ist, sollten die Eltern eine Verdachtsfallmeldung an das zuständige Gesundheitsamt und das Paul-Ehrlich-Institut schicken. Beide Einrichtungen müssen solche Meldungen zumindest bearbeiten, sodass sie auch in die statistische Betrachtung eingehen. Wie ernst jedoch eine Fallmeldung von Eltern in den Behörden im Einzelnen genommen wird, bleibt abzuwarten, da dieser Meldeweg noch neu ist. Ist man aber der festen Ansicht, dass die Impfungen eine Rolle gespielt und das Kind einen Impfschaden erlitten hat, so kann man beim zuständigen Versorgungsamt einen Antrag auf Anerkennung eines Impfschadens stellen. Das Versorgungsamt wird diesen Antrag dann bearbeiten und in Fällen wie dem gewählten Beispiel meist einen ablehnenden Bescheid verschicken: »Es sei zwar nachweislich eine Impfung erfolgt, aber es liege nicht mit der per Gesetz geforderten Wahrscheinlichkeit eine ursächliche Mitwirkung der Impfung an der Entwicklungsstörung des Gehirns vor.« Und damit befindet man sich nun schon mitten in der wissenschaftlichen Grauzone, in der die harten Daten und Fakten nicht gerade reichlich vorliegen und auch viel spekuliert, interpretiert und behauptet wird. Das Versorgungsamt wird jedenfalls der Meinung sein, dass kein Impfschaden vorliegt, und die Eltern werden wohl weiterkämpfen und gegen den amtlichen Bescheid Widerspruch einlegen. Dann landet das Verfahren vor einem Sozialgericht und ein Richter wird letztlich entscheiden müssen, wer recht hat.

Die Stunde der Gutachter

Im Rahmen dieses Sozialgerichtsverfahrens wird meist zuerst ein wissenschaftliches Gutachten in Auftrag gegeben, da der Richter in dieser unübersichtlichen Situation natürlich wissenschaftliche Unterstützung von Experten benötigt, um ein Urteil sprechen zu können. Allerdings sind die Experten auf dem Gebiet der Bewertung von Impfschäden in Deutschland recht rar und häufig haben die angefertigten Gutachten nicht die erforderliche Qualität. Meist werden bei der entscheidenden Kausalitätsbewertung, bei der es ja für die Betroffenen konkret um die Anerkennung des Impfschadens mit der damit verbundenen materiellen Entschädigung geht, keine etablierten Bewertungskriterien (wie z.B. die bereits vorgestellten der WHO) verwendet. Die von der WHO geforderte Bekanntheit der unerwünschten Reaktion und die Überlegungen zu den immunologischen Abläufen (Pathophysiologie) werden meistens nur sehr oberflächlich dargestellt. »Eine solche Erkrankung nach einer solchen Impfung ist nicht bekannt« ist ein hier oftmals anzutreffender Satz, der dann aber einer genauen Überprüfung meistens nicht standhält.

Paradoxerweise sind manchmal auch veröffentlichte Studien eine tückische Falle bei der Begutachtung solcher Einzelfälle. Es handelt sich dabei um sogenannte »epidemiologische« Studien, die versuchen, bestimmte Risiken in großen Bevölkerungsgruppen nachzuweisen oder auszuschließen. Sie werden meist mittels großer Datenbanken mit gesundheitsbezogenen Daten (z.B. von Krankenkassen) durchgeführt, in denen nach bestimmten Diagnosen gesucht wird. Das Ergebnis einer solchen Studie kann durchaus darlegen, dass nach einer bestimmten Impfung das Risiko für eine bestimmte Erkrankung nicht signifikant, also nicht überzufällig häufig erhöht ist. Werden solche Studien dann veröffentlicht, wird fatalerweise auch immer verkündet, dass ein

Zusammenhang nun ausgeschlossen worden sei. Das aber ist leider falsch und für die Einzelfallbewertung sogar hinderlich, weil auf diese Weise generell ein fehlender kausaler Zusammenhang suggeriert wird.

Ein Beispiel soll dies verdeutlichen: In einer genügend großen Stichprobe untersucht man das Risiko, bei Benutzung eines Transportmittels (egal, welches – Auto, Bahn, Motorrad, Schiff, Flugzeug, Fahrrad) zu Tode zu kommen. Man wird für einige dieser Vehikel (Autos, Motorräder) vermutlich ein signifikant erhöhtes Risiko finden, für andere wie Flugzeuge vermutlich nicht. Treten aber im Einzelfall bei Flugzeugen unerwartete Dinge wie ein gravierender Pilotenfehler, extremes Wetter oder gar Terroranschläge auf, so erscheint es doch völlig klar, dass trotz eines nicht signifikant erhöhten Risikos ein Absturz mit Todesfolge nicht ausgeschlossen werden kann. Niemand käme auf die Idee, so etwas zu behaupten, weil es offensichtlich Unsinn ist. Genau das wird aber von vielen Gutachtern im Rahmen einer Einzelfallbewertung getan, wenn argumentiert wird, dass eine epidemiologische Studie keinen Zusammenhang habe nachweisen können. Die Ergebnisse solcher Studien sind ein Puzzlestück bei der Einzelfallanalyse und man muss ihre Ergebnisse natürlich in die Bewertung einbeziehen, aber ein Ausschlusskriterium für einen kausalen Zusammenhang dürfen sie niemals sein.

Liegt nun also ein erstes Gutachten in einem laufenden Sozialgerichtsverfahren vor und lehnt der Gutachter darin einen Zusammenhang zwischen Impfung und Erkrankung ab, so können die Eltern ein zweites Gutachten vorschlagen und auch selbst dafür einen Gutachter benennen. Allerdings verlangen die Gerichte hierfür in der Regel einen Kostenvorschuss zur Bezahlung des Gutachters. Wird der Fall trotz des zweiten Gutachtens als Impfschaden abgelehnt, so bleiben die Kosten für dieses zusätzliche Gutachten an den Betroffenen hängen, während im Falle einer

11 Beantragte und anerkannte Impfschäden in Deutschland 1972–1999

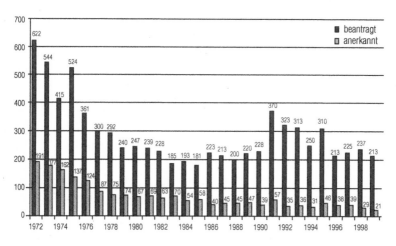

Bei der Erstellung der Statistik wurden von 1972 bis 1990 allein die BRD und ab 1991 die alten und neuen Bundesländer berücksichtigt.

Anerkennung die Kosten auch für das zweite Gutachten vom Gericht erstattet werden. Hier besteht für die Eltern also die Gefahr, in der oft ohnehin schwierigen Situation auch noch finanziell belastet zu werden, da auch trotz eines zweiten Gutachtens die Chancen auf eine Anerkennung als Impfschaden keineswegs gesichert sind.

Die Grafik zeigt die veröffentlichten Fallzahlen von gestellten Anträgen und anerkannten Impfschäden in Deutschland von 1972 bis 1999. Danach wurde hierzu nichts mehr publiziert. Man sieht aber deutlich, dass die Zahl der anerkannten Fälle über die Jahre immer mehr abgenommen hat. Auch hier gilt wieder die Regel, dass die recht übersichtlichen Zahlen der anerkannten Impfschäden in den letzten Jahren nichts mit der Sicherheit der Impfstoffe zu tun haben, obwohl auch das immer wieder gerne behauptet wird.

Genetische Veränderungen: Ursache oder Disposition?

Ebenfalls mit Vorsicht zu genießen sind Untersuchungen, die auf eine genetische Veränderung als alleinige Ursache einer komplexen Erkrankung abzielen. Nachdem der komplette genetische Code des Menschen seit Abschluss des *Human Genome Project* im April 2003 nun den Wissenschaftlern zur Verfügung steht, wird natürlich bei vielen Erkrankungen nach dem genetischen Hintergrund gefragt. Auch die Zusammenhänge zwischen frühkindlichen Epilepsien wie in unserem Beispiel und genetischen Veränderungen wurden untersucht.

In der Originalarbeit der australischen Arbeitsgruppe um Prof. Samuel Berkovic waren insgesamt 14 Kleinkinder mit der Verdachtsdiagnose einer »postvakzinalen Enzephalopathie mit Epilepsie«, einem Krankheitsbild ähnlich unserem gewählten Beispiel, nochmals nachuntersucht worden. Man fand bei elf dieser Kinder eine Veränderung (Mutation) im sogenannten SNC1A-Gen, das die Information für einen zerebralen Natriumkanal trägt und für die Bildung dieses für die Hirnfunktion wichtigen Eiweißmoleküls verantwortlich ist. Bei drei der untersuchten Kinder fand man keine solche Genveränderung. In der Veröffentlichung wurde dann die Hypothese aufgestellt, diese »Befunde könnten, bei Bestätigung in weiteren Untersuchungen, wichtige Bedeutung für die Akzeptanz von Impfstoffen haben«.[40] Solche etwas vollmundigen Schlussfolgerungen und die große Aufmerksamkeit, die diese Veröffentlichung erfuhr, spiegeln die Wirkung, die das Stichwort der »genetischen Veränderung« hervorruft. Eine umschriebene genetische Veränderung erklärt fast nie ein komplexes Krankheitsbild. Ob alle Träger einer Veränderung des SNC1A-Gens an einer Epilepsie erkranken, wissen wir nicht. Es wurde lediglich gezeigt, dass bei elf von 14 Kindern mit einer Epilepsie nach einer Impfung ein genetischer Hintergrund vorlag. Oder war die gefundene SNC1A-Mutation die gesuchte Veranlagung, auf eine Impfung so zu reagieren, die Disposition? Ob die SNC1A-Mutation tatsächlich das Krankheitsbild selbst auslöst oder nur in Verbindung mit einer Impfung dann zu einem klinisch fassbaren Krankheitsbild führt, konnte nicht beantwortet werden. Weitere Untersuchungen liegen zu diesem Thema bislang nicht vor, aber man sollte sich aufgrund dieser Untersuchungsergebnisse keinesfalls dazu verleiten lassen, im Zweifelsfall immer eher eine genetische Veränderung als Ursache einer Erkrankung zu vermuten und einen Impfschaden für unwahrscheinlich zu halten. Die Zukunft wird zeigen, wie weit die Humangenetik in der Lage sein wird, Krankheiten wirklich genauer zu verstehen, zu behandeln und zu verhindern. Interpretiert man die Berkovic-Arbeit richtig, so ist auch bei einem Kind mit einer Mutation im SNC1A-Gen eine Impfschädigung nicht ausgeschlossen.

Zusammenfassung

Die Anerkennung eines Impfschadens ist für die Betroffenen ein schwieriges und oft auch frustrierendes Verfahren. Unterstützung gibt es kaum und Ablehnung zunächst einmal jede Menge. Die Versorgungsämter bewerten die Verdachtsfälle in der Regel nicht wirklich wissenschaftlich und die Richter bei den Sozialgerichten sind auf den Sachverstand und die Unabhängigkeit der tätigen Gutachter angewiesen. Tücken gibt es beim Begutachten der Verdachtsfälle genug und der »aktuelle wissenschaftliche Kenntnisstand« ist oft nicht so klar definiert, wie man sich das als Richter wünscht. Oftmals prallen auch in den sozialgerichtlichen Gutachten die Meinungen hart aufeinander und ein Richter muss dann trotzdem zu einer abschließenden Meinung kommen.

Für unser Fallbeispiel, den erkrankten Säugling, ist eine Erfolgsprognose für die gerichtliche Auseinandersetzung ebenfalls schwierig. Hier kommt es im Rahmen der Fallbewertung auf die Details an: War das Kind vor den Impfungen wirklich ganz gesund oder lagen schon versteckte Hinweise auf eine spätere Hirnentwicklungsstörung vor? Was ist überhaupt als Hinweis auf eine spätere Hirnentwicklungsstörung zu bewerten? Gab es Auffälligkeiten in der Schwangerschaft, war es eine »schwierige« Geburt, eine Frühgeburt, eine Geburt von Zwillingen? Wie wahrscheinlich ist das Vorliegen einer klinisch nicht auffällig gewordenen (stummen) Infektion bei der Entstehung von autoimmunen Erkrankungen?

All diese Fragen fließen in die Einzelfallbewertung ein, aber richtig klare Antworten gibt es nur ganz selten. Als Gutachter kann man deshalb nur diese Fragen formulieren und dann versuchen, möglichst plausible Antworten zu geben.

AKTUELLE PARADEFÄLLE: SCHWEINE-GRIPPE- UND HPV-IMPFUNG

Auf den Punkt gebracht

Absicht des Buches ist es bewusst nicht, alle derzeit empfohlenen Impfungen zu betrachten, um dann einen Rat im Sinne von »Ja, klar« oder »Lieber nicht« zu geben. Denn einerseits wäre der Katalog bereits beim Erscheinen dieses Buches vermutlich schon wieder unvollständig und andererseits sind die Fragen, die man sich bei einer Impfentscheidung zu stellen hat, letztlich immer die gleichen. Im Zentrum der Abwägung steht stets die natürlich vorkommende Erkrankung, gegen die die Impfung schützen soll. Ist diese Erkrankung wirklich so schwer und so häufig, dass ein echtes Risiko für den Einzelnen vorliegt? Wie wird sie ausgelöst oder übertragen und gibt es vielleicht außer der empfohlenen Impfung andere Möglichkeiten, sich zu schützen?

In den nächsten Jahren wird eine Vielzahl von neuen Impfstoffen auf den Markt kommen. Dabei verschiebt sich das Spektrum der neuen Produkte weg von den »klassischen« Infektionskrankheiten und wird ganz neue Indikationsgebiete erschließen, wie etwa die Behandlung von Suchterkrankungen (z.B. die Anti-Kokain-Impfung) und Volkskrankheiten wie Bluthochdruck (der Impfstoff ist in der letzten Phase der klinischen Prüfung, macht aber anscheinend Probleme). Auch an der immunologischen Empfängnisverhütung mittels Impfung wird bereits gearbeitet.

Neben der Frage nach dem Nutzen einer Impfung für den Einzelnen und die Gesellschaft ist das zentrale Thema dieses Buches die Sicherheit des Einzelnen. Wie gut belegt ist die Sicherheit eines Impfstoffs wirklich, wenn er auf den Markt kommt, und was kann alles passieren? Beispielhaft will ich an zwei relativ neuen Impfungen diese Aspekte von pro und kontra nochmals darstellen. Zum einen geht es mir um die Schweinegrippeimpfung (oder etwas wissenschaftlicher ausgedrückt, die pandemische H1N1-Influenza-Impfung), die sicherlich noch vielen gut im Gedächtnis ist und für all die Grippepandemien, die mit Sicherheit noch kommen werden, exemplarisch steht. Zum anderen möchte ich auf die Impfung gegen humane Papillomaviren, kurz HPV, eingehen. Sie hat als Impfung gegen Gebärmutterhalskrebs bereits Eingang in die STIKO-Empfehlungen gefunden und gibt ebenfalls Anlass für viele prinzipielle Überlegungen zu einer Impfentscheidung.

Grippeviren – ein mafiöser Clan

Grippeviren und die Grippeerkrankungen des Menschen gibt es vermutlich schon sehr lange. Ganz genau ist das natürlich nicht zu klären, aber viele Medizinhistoriker sehen in Beschreibungen von Epidemien aus der Feder des Hippokrates (geboren vermutlich 460 vor Christus), dem gottähnlichen Medizinerpapst der Antike, die ersten Berichte über Grippeinfektionen. Der Name »Influenza« stammt aus Zeiten der alten Römer: Influenza leitet sich aus dem lateinischen Wort »influere« für »einfließen« ab, womit angedeutet werden sollte, dass das Auftreten und der Verlauf der Erkrankung von den Göttern und Sternen abhängen.
Noch immer für Schrecken sorgt der Name »spanische Grippe«, die in der Zeit des Ersten Weltkriegs angeblich in Spanien ausbrach und sich über die ganze Welt ausbreitete. Allein im Jahr 1918 starben an der spanischen Grippe angeblich so viele Menschen wie im gesamten Ersten Weltkrieg. Die Erkrankung be-

gann plötzlich, befiel völlig Gesunde und der Verlauf war gerade bei den jüngeren und mittleren Altersgruppen schwer. Häufig traten Lungenentzündungen auf, die zur damaligen Zeit nicht zu behandeln und wohl zum größten Teil für die tödlichen Verläufe verantwortlich waren. Es wurde natürlich fieberhaft nach dem Erreger dieser so schweren Infektionserkrankung gesucht und die erste Erfolgsmeldung verwies auf das Jahr 1892. Damals hatte Richard Pfeiffer, ein Mitarbeiter Robert Kochs, als Erster das Bakterium Haemophilus influenzae aus Abstrichen von Grippepatienten entdeckt und gezüchtet. Er postulierte »sein« Bakterium als den Erreger der Grippe. Das jedoch sollte sich später als unzutreffend herausstellen, da auch Menschen an der Grippe erkrankten, bei denen das Bakterium nicht zu finden war. Der Name blieb dem Keim aber erhalten und ist auch heute noch durchaus bekannt, da man Haemophilus influenzae (besonders der Serotyp b, kurz Hib) in den Anfangsjahren des letzten Jahrhunderts neben anderen Keimen wie Meningokokken als Erreger von eitrigen Hirnhautentzündungen bei Kindern identifizierte (gegen Hib wird nach Empfehlung der STIKO heute jedes Kind in Deutschland geimpft).

Im Laufe der nächsten Jahrzehnte wurde immer klarer, dass die im Lichtmikroskop sichtbaren Bakterien nur einen Teil der infektiösen Krankheitserreger darstellten. Mit bakterienfreien Filtraten bestimmter Körpersäfte erkrankter Tiere oder Menschen konnte man andere Versuchstiere infizieren. Es gab also noch deutlich kleinere Erreger als die Bakterien. 1932 gelang es der britischen Arbeitsgruppe um Patrick Laidlaw (1881–1940), aus Rachensekret von grippekranken Menschen die Influenzaviren zu isolieren und auf Frettchen als Versuchstiere zu übertragen. Laidlaw wurde für seine Arbeit 1935 geadelt.

Zu dieser Zeit tüftelten in Deutschland die Brüder Helmut und Ernst Ruska an den ersten Prototypen des Elektronenmikroskops, das die Entwicklung der Grippeforschung und der gesamten Virologie entscheidend beeinflussen sollte. 1935 erkannte man dank des neuen technischen Hilfsmittels, dass sich die bis dahin noch immer unsichtbaren Grippeviren gut in befruchteten Hühnereiern anzüchten ließen. Das Elektronenmikroskop wurde in der Folge immer weiter entwickelt und 1938 standen bereits Geräte zur Verfügung, mit denen sich Viren sichtbar machen ließen.

Der medizinische Fortschritt war auch politisch bedeutend. Im Zweiten Weltkrieg trieben die amerikanischen Streitkräfte die Entwicklung eines Grippeimpfstoffs voran, da man sich durch geimpfte Soldaten einen strategischen Vorteil erhoffte. Entwickelt wurde ein in Hühnereiern angezüchtetes Grippevirus, das durch Formalin inaktiviert und den Soldaten gespritzt wurde – dieses Modell der inaktivierten Grippeimpfstoffe ist übrigens im Prinzip bis heute unverändert geblieben. Doch man musste in der Impfstoffentwicklung gegen Grippe auch herbe Rückschläge hinnehmen: Obwohl nach dem Krieg die Grippeimpfstoffe auch der Zivilbevölkerung zur Verfügung standen, traten noch größere Grippepandemien auf, deren prominenteste die 1957/1958 grassierende asiatische Grippe und die 1968/1969 auftretende Hongkong-Grippe darstellen.

Inzwischen musste man erkennen, dass Grippeviren zu den Verwandlungskünstlern unter den Viren gehören und sich ständig verändern. Auch wusste man, dass nicht nur der Mensch, sondern auch zahlreiche andere Spezies wie Schweine oder Vögel von den Grippeviren befallen werden können. Bereits 1976 wurde in den USA ein Grippevirus vom Schwein auf den Menschen übertragen. Experten befürchteten damals, dass es zu einer neuen Pandemie mit der damals auch schon als Schweinegrippe bezeichneten Erkrankung kommen könnte. Daher stellte man einen inaktivierten Grippeimpfstoff mit dem Stamm A/New Jersey/76 als Impfvirus her und impfte im Rahmen einer Massenimmunisierungskampagne etwa 45 Millionen Menschen. Ob diese Impfung den Verlauf der damaligen Schweinegrippe wesentlich beeinflusst hat, wurde nicht geklärt. Was man allerdings fand, war eine Häufung des seltenen Guillain-Barré-Syndroms (GBS), einer autoimmunen Nervenentzündung mit von den Extremitäten rasch aufsteigenden Lähmungen bis hin zur Atemlähmung. Das akute GBS stellt eine lebensbedrohliche Situation dar (Landry-Paralyse), die oftmals eine intensivmedizinische Behandlung mit maschineller Beatmung des Patienten über mehrere Wochen erfordert.[41]

Die heutige Situation im Kampf gegen die Grippe

Aufgrund der ständigen genetischen Veränderung der Influenzaviren wird von der Weltgesundheitsorganisation WHO heute in über hundert nationalen Influenza-Zentren ständig die Struktur der aktuellen Subtypen ermittelt und somit eine jährlich aktualisierte Impfstoffzusammensetzung erarbeitet. Die saisonalen Grippeimpfstoffe verändern sich also mit den Viren und sollen so ihre Wirksamkeit behalten. Im saisonalen Impfstoff landen letztlich die Antigene der drei als am gefährlichsten eingestuften Grippeviren. Das funktioniert nur, wenn man die Viren also bereits kennt und rechtzeitig vor der Grippesaison im Herbst und Winter mit der Impfstoffproduktion beginnen kann.

Die STIKO empfiehlt die jährliche saisonale Grippeimpfung allen Menschen über 60 Jahre, allen Personen mit einem erhöhten Infektionsrisiko (medizinisches Personal, Menschen mit hohem Publikumsverkehr am Arbeitsplatz) und allen Kindern, Jugendlichen und Erwachsenen mit erhöhter gesundheitlicher Gefährdung infolge eines Grundleidens (u.a. chronische Lungenerkrankungen, Herz-Kreislauf-Erkrankungen, Stoffwechselerkrankungen). Die Impfung sollte in den Monaten September bis November durchgeführt werden. Erwachsene und Kinder über zwölf Jahre erhalten hierzu eine einmalige Dosis von 0,5 Milliliter intramuskulär, was ca. 15 Mikrogramm Hämagglutinin pro Stamm entspricht. Die saisonalen Grippeimpfstoffe sind in der Regel frei von Konservierungsmitteln und Adjuvantien. Ohne Adjuvans ist natürlich auch die Wirksamkeit recht begrenzt, was man aber in Kauf nimmt, da ja jedes Jahr erneut geimpft werden soll. Es gibt auch seit einigen Jahren saisonale adjuvantierte Grippeimpfstoffe, die bei Senioren mit eingeschränkter Immunantwort eine bessere Wirksamkeit haben sollen.

Bei Pandemieverdacht

Taucht irgendwo auf der Welt ein völlig neuer Subtyp des Grippevirus auf, so ist das Wissen aus den Zeiten der spanischen Grippe noch präsent: Es droht ein Zug des Virus um die ganze Welt, da die Menschheit insgesamt ja noch nicht mit diesem neuen Typ in Berührung kam und somit alle Erdenbürger empfänglich für eine Infektion sind. In Zeiten der preiswerten Flugreisen ist die Zeitspanne zwischen dem ersten Auftreten des neuen Subtyps und der weltweiten Ausbreitung kurz, es droht eine Pandemie im Jet-Tempo. Diese Geschwindigkeit bringt die Grippeexperten bei der WHO hinsichtlich der Herstellung eines konventionellen Grippeimpfstoffs offenbar an Grenzen und so wurde nach neuen Lösungen gesucht.

Die Vogelgrippe hatte gezeigt, dass neue Grippeviren durchaus tödliches Potenzial besitzen können. Aus der Rekonstruktion des Erregers der spanischen Grippe, dessen Genom man in den USA aus alten Leichenproben sequenziert hatte, wusste man auch, dass bei einem neuen H1N1-Subtyp eine besondere Gefährdung für jüngere Menschen mit gutem Immunsystem existiert, da durch solche Virustypen auch in Tierversuchen an Affen ein Zytokinsturm, eine tödliche »Überreaktion« eines ansonsten gesunden Immunsystems, ausgelöst werden konnte.[42]

Insgesamt ergibt sich durch dieses Wissen um die Grippeviren ein Szenario der echten Bedrohung. Wie groß die Gefahr allerdings wirklich ist, kann nur schwer beurteilt werden – und hier schlägt die Stunde der Experten. Eine sich schnell ausbreitende Pandemie mit einem tödlichen Erreger ohne die echte Möglichkeit einer Behandlung der Erkrankten – purer Horror. Also lag die Idee nicht fern, im Falle einer solchen Katastrophe mittels beschleunigter Verfahren, sowohl bei der Produktion als auch bei der Zulassung, einen oder mehrere Impfstoffe mit dem Pandemievirus anbieten zu können. Die pandemischen Grippeimpfstoffe erhielten eine »Vorab-Zulassung«, wurden mit einem Test-Grippevirus geprüft und im Pandemiefall wird dann nur noch das neue Antigen aus dem Pandemiestamm eingesetzt. Dieses Verfahren wurde schon bei der 2009/2010er-Schweinegrippe praktiziert, bei der in Deutschland hauptsächlich der Impfstoff *Pandemrix* des Herstellers GlaxoSmithKline (GSK) angewendet werden sollte.

Der Impfstoff *Pandemrix*

Da Impfstoffe wie *Pandemrix* innerhalb kurzer Zeit in sehr großen Mengen hergestellt werden müssen, um theoretisch die gesamte Weltbevölkerung zu impfen, wird der Gehalt an Grippe-Antigen sehr klein gehalten (zumal das Antigen des pandemischen Stamms in Pandemiezeiten sehr viel wertvoller ist als Gold). Sind in den saisonalen Grippeimpfstoffen 15 Mikrogramm Antigen pro Grippestamm enthalten, so sind es in *Pandemrix* nur noch 3,75 Mikrogramm. So kann man mit der gleichen Antigenmenge etwa viermal so viel Impfstoff herstellen. Allerdings braucht man nun ein Adjuvans als Wirkverstärker, da die geringe Antigenmenge ansonsten nicht wirksam wäre.

12 Die Zusammensetzung von *Pandemrix*

Der Schweinegrippe-Impfstoff *Pandemrix* kombiniert das neue Adjuvans AS03 mit dem altbekannten Konservierungsmittel *Thiomersal*. Die Ärzteschaft wurde in der dazugehörigen Fachinformation des Impfstoffherstellers darüber informiert.

Der Ausschnitt aus der »Zusammenfassung der Merkmale des Arzneimittels« des Herstellers zeigt die Zusammensetzung des neuen Adjuvans. Erfahrungen bezüglich der Sicherheit von AS03, besonders bei Bevölkerungsgruppen, die in klinischen Studien nicht vertreten sind (wie Schwangere oder Kleinkinder), lagen nicht vor. Außerdem tauchte in *Pandemrix* das schon bekannte *Thiomersal* wieder auf, das als Konservierungsmittel in einer Menge von 5 Mikrogramm pro Impfdosis enthalten war. Der Grund für diese Renaissance von Quecksilber in Impfstoffen war die Tatsache, dass zur schnelleren Bereitstellung des

Impfstoffs die Abfüllung in Mehrdosenbehälter erfolgte, also größere Töpfe, aus denen dann der Impfstoff entnommen werden konnte. Auf die Probleme von *Thiomersal* muss nicht nochmals hingewiesen werden. Wieder wurde argumentiert, dass die Menge an *Thiomersal* von 5 Mikrogramm pro Impfdosis »unbedenklich« sei, was nicht zutrifft, da auch diese Menge höchst bedenklich ist. Vergleicht man die Menge von 3,75 Mikrogramm Antigen, das zusammen mit AS03 eine solide Schutzwirkung erzeugen soll, mit der Menge von 5 Mikrogramm *Thiomersal*, die »unbedenklich« sein soll, so kann man sich nur wundern – zumal der Impfstoff auch eine Zulassung zur Anwendung bei schwangeren Frauen erhalten hat.

Pandemrix – *ein Impfstoff für Schwangere?*

Gerade den Schwangeren hatte die STIKO empfohlen, sich gegen die H1N1-Influenza impfen zu lassen. Hintergrund für diese Empfehlung war die Tatsache, dass man in den USA festgestellt hatte, dass ein auffallend hoher Prozentsatz derjenigen, die an Schweinegrippe erkrankt waren und ins Krankenhaus kamen, Schwangere waren. Nun liegt der Gedanke nahe, dass Schwangere bei einer solchen Diagnose aus reiner Vorsorge schneller ins Krankenhaus eingewiesen werden als Nichtschwangere, dass also allein deshalb ihr Prozentsatz auffallend hoch war. Die STIKO aber interpretierte diese Statistik als eindeutigen Hinweis auf einen schweren Verlauf und riet Schwangeren dringend zur Impfung.

Nun aber empfiehlt man gerade Schwangeren inzwischen auch, auf toxische Substanzen wie z.B. Alkohol völlig zu verzichten, weil man eben die Mengen, die der Entwicklung des Kindes im Mutterleib schaden können, nicht quantifizieren kann und vielleicht auch eine große Schwankungsbreite besteht – was dem einen Kind zumindest nicht erkennbar schadet, kann bei einem anderen vielleicht fatal sein. Und ein Erfassungssystem für »kleinere« Schädigungen der Hirnentwicklung gibt es nicht. Wie sich solche toxischen Substanzen auf die Hirnentwicklung eines Embryos letztlich auswirken, weiß man schlichtweg nicht.

Jedenfalls gerieten die Schwangeren jetzt endgültig in die Expertenfalle. Die einen Spezialisten rieten zur Impfung – man müsse sich nur den schweren Verlauf der Schweinegrippe vor Augen halten – und die anderen warnten davor – man solle unbedingt die unklaren Folgen der Impfung (wegen AS03) für Schwangere bedenken. Von *Thiomersal* wurde kaum geredet, obwohl hier der Hauptgrund für die Zurückhaltung vieler Fachleute bei der Empfehlung von *Pandemrix* für Schwangere gelegen haben dürfte.

Der Rest der Geschichte von *Pandemrix* ist hinreichend bekannt: Die Schweinegrippe verlief insgesamt eher wie eine milde saisonale Grippe, die Menschen in Deutschland ließen sich überwiegend nicht mit *Pandemrix* impfen, die Bundesregierung hatte sich sowieso einen anderen Impfstoff ohne Adjuvans und *Thiomersal* bestellt und der größte Teil des georderten *Pandemrix*-Kontingents wurde zwar bezahlt, aber dann irgendwo vermutlich kostenpflichtig entsorgt – als Sondermüll, wegen des Quecksilbers. Was am Ende nur wieder bleibt, sind die unerwünschten Wirkungen oder vielmehr die Verdachtsfälle. Beispielsweise starb in Wiesbaden ein älterer Mann nach der *Pandemrix*-Impfung an einem akuten Guillain-Barré-Syndrom, was auch vom Gesundheitsamt als Impfkomplikation gewertet wurde.

Narkolepsie durch Pandemrix?

Auch in Schweden und Finnland wurde zur Impfung gegen die Schweinegrippe der Impfstoff *Pandemrix* eingesetzt. Die schwedische Arzneimittelbehörde (MPA) informierte im August 2010 über sechs Fälle einer Narkolepsie bei Kindern und Jugendlichen im Alter von 12 bis 16 Jahren, die im zeitlichen Zusammenhang mit der Impfung gemeldet worden waren. Erste Symptome der gemeldeten Fälle in Schweden traten zwischen ein bis vier Monaten nach der Impfung auf. In Finnland wurden Forscher auf 15 Fälle von Narkolepsie im Jahr 2010 bei Kindern bis 16 Jahren aufmerksam. Nach Angaben der finnischen Gesundheitsbehörde werden dort normalerweise zwei bis sieben neue Fälle von Narkolepsie bei Kindern pro Jahr erfasst, sodass im Jahr 2010 offenbar schon bis August deutlich mehr Narkolepsie-Fälle registriert worden waren als sonst im gesamten Jahr. Die finnische Gesundheitsbehörde ordnete an, vorsorglich auf weitere Impfungen mit *Pandemrix* bei Kindern zu verzichten.

Nach einer Schätzung der Deutschen Narkolepsie-Gesellschaft leiden in Deutschland etwa 40 000 bis 50 000 Menschen unter einer organischen Störung des Schlaf-Wach-Rhythmus. Es kommt tagsüber zu wiederkehrenden Schlafattacken, denen sich die Betroffenen kaum widersetzen können. Gleichzeitig tritt häufig eine Minderung des gesamten Muskeltonus ein, die als Kataplexie bezeichnet wird.

Die Arbeitsgruppe von Emmanuel Mignot vom Center for Narcolepsy an der Stanford-Universität in Kalifornien konnte zeigen, dass Narkolepsie mit Kataplexie durch den Verlust von Neuronen im Gehirn, genauer im Hypothalamus, ausgelöst wird. Die Neuronen produzieren normalerweise den Neurotransmitter Hypocretin, der bei der Regelung von Schlaf und Wachheit eine extrem wichtige Rolle spielt. Diese Regelung aber ist durch den Neuronenverlust gestört, weil die Neuronen Opfer eines autoimmunen Angriffs geworden sind. Auch hier ist also eine Autoimmunreaktion Auslöser einer zuvor rätselhaft erscheinenden Erkrankung.[43]

Die Verbindung zwischen Impfstoffen und Autoimmunreaktionen als seltene Komplikationen ist inzwischen klar bestätigt und auch die Verbindung zwischen *Pandemrix* und der Narkolepsie/ Kataplexie bei Kindern und Jugendlichen wird sich bestätigen. In Deutschland vermeldete das Paul-Ehrlich-Institut, man habe bislang keine Narkolepsie-Fälle nach der *Pandemrix*-Impfung berichtet bekommen, aber nach einigen anderen Impfungen habe es Verdachtsfälle gegeben, wobei man natürlich nicht wisse, ob es sich dabei um einen rein zufälligen zeitlichen Zusammenhang handle, und man natürlich nicht durch ein paar solcher Fälle gleich auf einen kausalen Zusammenhang schließen könne und …

Fakt ist: In einer Pressemitteilung vom 21. Juli 2011 hat die europäische Zulassungsbehörde EMA die Impfung mit *Pandemrix* für Kinder und Jugendliche unter 20 Jahren nicht mehr empfohlen, wegen des Risikos der Narkolepsie. Auch die Narkolepsie in diesen Fällen stellt ein *post-vaccination phenomenon*, also ein vermutlich durch die Adjuvanswirkung ausgelöstes Autoimmungeschehen im Sinne von Shoenfelds ASIA-Syndrom dar.

Die Impfung gegen humane Papillomaviren (HPV-Impfung)

Bleiben wir noch einen Augenblick bei den gerade angesprochenen Verdachtsfällen von Narkolepsie und Kataplexie, die nach der Schweinegrippeimpfung beobachtet wurden. Aus Deutschland liegen also keine solchen Meldungen vor, hatte das Paul-Ehrlich-Institut veröffentlicht. In dieser Pressemitteilung wurde dann aber doch ein Fallbericht erwähnt, in dem über einen Fall von Kataplexie (plötzlicher beidseitiger Tonusverlust der Muskulatur) mit starker dauerhafter Müdigkeit bei einem 15 Jahre alten Mädchen berichtet wurde. Erste Symptome traten ca. zwei Monate nach Impfung mit *Pandemrix* und der Impfung gegen humanes Papillomavirus (HPV) auf. Hier kommen demnach beide Impfstoffe als mögliche Ursache der Erkrankung infrage, wobei auch für beide Impfstoffe lediglich eine Koinzidenz vorliegen kann. Damit sind wir bei der Sicherheit der HPV-Impfung, die derzeit sicher eine der brisantesten und am meisten diskutierten ist.

Die Ständige Impfkommission empfiehlt seit Juli 2007 die Impfung gegen humane Papillomaviren (HPV) für alle Mädchen im Alter von 12 bis 17 Jahren zum Schutz vor Gebärmutterhalskrebs. Begonnen hat die Geschichte der HPV-Impfstoffe mit den Arbeiten des Heidelberger Krebsforschers Prof. Harald zur Hausen, der zeigen konnte, dass bei Gebärmutterhalskrebs in 95 bis 100% der untersuchten Gewebeproben genetisches Material von HPV-Viren nachweisbar war. Prof. zur Hausen konnte mit seiner Arbeitsgruppe auch nachweisen, dass einzelne Gene der Papillomaviren in den Tumorzellen aktiv sind und bei deren unkontrollierter Teilung eine Rolle spielen.[44] Für diese wissenschaftlichen Leistungen erhielt zur Hausen 2009 den Nobelpreis für Medizin. Aber wie bei allen Aspekten dieser Geschichte war sogar diese Nobelpreisverleihung nicht frei von Kritik und Verdachtsmomenten, da die schwedische Staatsanwaltschaft Ermittlungen gegen Mitglieder des Nobelpreiskomitees einleitete. Man hatte berechtigten Grund zu der Annahme, dass die Firma AstraZeneca, die die Lizenz zum Verkauf eines HPV-Impfstoffs erworben hatte, das Preiskomitee beeinflusst haben könnte. Zweifelsohne, ein Nobelpreis ist für das Marketing eines Medikaments immer förderlich. Prof. zur Hausen durfte seine Auszeichnung behalten und von dem Verfahren in Schweden hat man nichts mehr gehört. Doch das nur nebenbei.

Nach der STIKO-Empfehlung meldete sich eine Gruppe von 13 deutschen Wissenschaftlern zu Wort, die Zweifel an der Wirksamkeit der HPV-Impfung anmeldeten und die Ständige Impfkommission aufforderten, die Empfehlung zu überdenken. Das

Hauptargument lautete: Die Wirksamkeit des Impfstoffs kann nicht gemessen oder überprüft werden, wenn man die Verhinderung einer Erkrankung an Gebärmutterhalskrebs als Ziel der Impfung versteht. Denn zwischen der Infektion mit den HP-Viren und der Krebserkrankung liegen Jahrzehnte und so lange würden natürlich auch die Studien dauern, die zum Nachweis der Wirksamkeit erforderlich wären.

Was also tat man bei der Prüfung der Wirksamkeit während der Impfstoffentwicklung? Man beschränkte sich in den klinischen Studien auf das Beobachten von Krebsvorstufen (cervikalen intraepithelialen Neoplasien, kurz CIN), die allerdings auch ohne Impfung in den meisten Fällen wieder verschwinden. Das Immunsystem erledigt die HPV-Infektion fast immer ohne klinisch erkennbare Symptome einer Erkrankung.

Von den HP-Viren existieren ähnlich wie bei der Grippe eine Vielzahl an Variationen innerhalb verschiedener Untergruppen (Seroytpen), von denen einige an der Entstehung von Krebs beteiligt sind. Für etwa 70% der Krebserkrankungen sollen die Hochrisiko-Serotypen HPV 16 und 18 verantwortlich sein und nur diese beiden sind in den derzeit zugelassenen Impfstoffen *Gardasil* von Sanofi Pasteur MSD und *Cervarix* von GlaxoSmithKline enthalten. Die heute verwendeten Impfstoffe können faktisch also nicht mit hundertprozentiger Sicherheit gegen die Krebserkrankung wirksam sein. Diese einfache und völlig klare Tatsache steht beim Marketingkonzept für diese Impfstoffe natürlich nicht an allererster Stelle. Von den Herstellern und der STIKO wird nur dezent darauf hingewiesen, dass eben kein wirklich sicherer Schutz durch die Impfung erreicht werden kann. Und das ruft einige Kritiker der HPV-Impfung auf den Plan. Sie befürchten, dass geimpfte Frauen im falschen Glauben, nun geschützt zu sein, die regelmäßigen Untersuchungen beim Frauenarzt, die ja unter anderem zum Ausschluss von Gebärmutterhalskrebs durchgeführt werden, nicht mehr in Anspruch nehmen könnten. Und problematisch sei diese Scheinsicherheit auch in Hinsicht auf den Gebrauch von Kondomen: Sie könne dazu verleiten, dass auf Kondome, die vor einer Infektion mit HP-Viren, aber auch vor einer Vielzahl anderer sexuell übertragbarer Erkrankungen schützen, verzichtet wird.

Unklar ist derzeit auch, wie oft man die Impfung wiederholen bzw. auffrischen muss. Dass eine Grundimmunisierung vor einer Infektion mit HPV, also möglichst vor dem ersten Geschlechtsverkehr, im Alter von neun bis zwölf Jahren stattfinden sollte, scheint unter den Experten der STIKO unstrittig zu sein, da die Wirksamkeit der Impfung bei schon erfolgter HPV-Infektion auch in den Studien wesentlich kleiner war als bei jungen Mädchen, die noch nicht infiziert waren. Dass eine so frühe Impfung mit einem inaktivierten Impfstoff nicht lebenslang schützt, steht ebenso fest. Mit Sicherheit werden also im Abstand einiger Jahre weitere Impfungen erforderlich, was die Hersteller allerdings nicht weiter problematisch finden. Ganz und gar unproblematisch sehen diese selbst die Überlegung, neben den Mädchen auch alle männlichen Jugendlichen gegen HPV zu impfen, um die Übertragung der HP-Viren durch die geimpften Jungs zu unterbinden. Vor allem wenn man bedenkt, dass die HPV-Impfung mit einem Preis von 157,85 € (für *Gardasil*) pro einzelner Impfdosis eigentlich absurd teuer ist und bei millionenfacher Anwendung riesige Summen verschlingen wird, die in einem Gesundheitssystem mit eher knappen Kassen an anderer Stelle fehlen werden.

Absolut gesehen war der Gebärmutterhalskrebs in Deutschland vor der Einführung der HPV-Impfung eine seltene Erkrankung. Im Jahr 2006 starben in Deutschland insgesamt 1492 Frauen an den Folgen eines Cervix-Karzinoms. Wie viele von diesen Todesfällen durch die Krebsvorsorge beim Frauenarzt zu vermeiden gewesen wären, ist nicht bekannt. Die Vorsorge muss weitergehen und darf über die Impfung keinesfalls vernachlässigt werden.

Bei der begrenzten Wirksamkeit der Impfstoffe müssen sehr viele Mädchen und junge Frauen geimpft werden, um einen Todesfall durch Gebärmutterhalskrebs zu verhindern. Die allermeisten dieser Mädchen und jungen Frauen profitieren nicht von der Impfung, weil sie ohnehin niemals ein Problem durch die HP-Viren bekommen hätten. Gerade diese Tatsache stößt uns wieder direkt mit der Nase auf das aus meiner Sicht noch viel größere Problem der HPV-Impfung, als es die dürftig belegte Wirksamkeit darstellt: Die noch dürftiger belegte Sicherheit der Impfstoffe.

Als Beispiel dient der Impfstoff *Gardasil* des Herstellers Sanofi Pasteur MSD. *Gardasil* ist eine fertige Injektionssuspension und wird in einer Fertigspritze geliefert. Der Impfstoff wird intramuskulär gespritzt und zur Grundimmunisierung sind drei Impfdosen nach dem Schema 0, 2 und 6 Monate vorgesehen. Der Impfstoff richtet sich gegen die Infektion mit humanen Papillomaviren der Typen 6, 11, 16, 18. Die Antigenmenge beträgt 20 Mikrogramm für die Typen 6 und 18 und 40 Mikrogramm für die Typen 11 und 16. Die viralen Antigene werden als *Viruslike Particles* (VLPs) in gentechnisch veränderten Hefezellen hergestellt und dann an amorphes Aluminiumhydroxyphosphatsulfat-Adjuvans (225 Mikrogramm Aluminium) adsorbiert. »Klassiker« unter den Adjuvantien sind Aluminiumphosphat und Aluminiumhydroxid und das hier verwendete Aluminiumhydroxyphosphatsulfat ist denen vermutlich recht ähnlich.

Die Nebenwirkungen von *Gardasil* wurden nach Angabe der Fachinformation vor der Zulassung des Impfstoffs in fünf klinischen Studien (davon vier placebokontrolliert) untersucht. Dabei erhielten die Probanden bei Studienbeginn und ungefähr zwei und sechs Monate später *Gardasil* oder Placebo. Man muss allerdings wissen, dass in fast allen *Gardasil*-Studien als Placebo der Impfstoff ohne die als Antigene wirkenden VLPs verwendet wurde. Es handelte sich also nicht um ein echtes Placebo, wie es sich jeder Arzt unter einem Scheinmedikament vorstellt – eine Ampulle Kochsalzlösung ohne Wirkung auf das Immunsystem –, sondern um einen Stoff, der vor allem die Adjuvantien enthielt. Dies ist gerade für die seltenen autoimmunen Komplikationen eines Impfstoffs von großem Interesse.

Im europäischen Bewertungsbericht der Zulassungsbehörde EMA wird später nur eine Studie erwähnt, in der ein aluminiumfreies Placebo verwendet wurde, ohne dies weiter zu spezifizieren. An diesem Studienprotokoll (018) waren 1771 Mädchen und Jungen im Alter von neun bis 15 Jahren beteiligt. In der veröffentlichten Auswertung der Studien zu *Gardasil* wird allerdings nicht speziell auf diese Studie eingegangen, sondern die Ergebnisse werden zusammen präsentiert.

Doch zurück zum Ablauf der klinischen Studien. Die Verträglichkeit wurde bei den Probanden über einen Zeitraum von jeweils 14 Tagen nach jeder Dosis *Gardasil* oder Placebo aktiv abgefragt und in Probanden-Tagebüchern dokumentiert. Auf diese Weise wurden die Nebenwirkungen bei 6160 Probanden der *Gardasil*-Gruppe (5088 weiblich von 9–26 Jahren und 1072 männlich von 9–15 Jahren bei Studieneinschluss) und bei 4064 Probanden der Placebogruppe erfasst. Jungen wurden übrigens bewusst in die Studie mit eingeschlossen, weil sie sehr selten ebenfalls an diesen Viren erkranken, vor allem aber, weil sie sie übertragen können.

Nebenwirkungen auf Placeboniveau

Die Fachinformation von *Gardasil* berichtet nun, dass die im Folgekapitel beschriebenen impfstoffassoziierten Nebenwirkungen bei Probanden beobachtet wurden, die tatsächlich *Gardasil* erhielten. Bei ihnen sollen zudem unerwünschte Wirkungen mit einer Häufigkeit von mindestens 1,0% und häufiger als bei den

Placeboempfängern beobachtet worden sein. Alle schweren unerwünschten Wirkungen, die etwa gleich häufig wie in der Placebogruppe auftraten, werden in der Fachinformation nicht detailliert vorgestellt. Hier heißt es nur: »In den klinischen Studien, in denen die Verträglichkeit während der bis zu 4 Jahre dauernden Nachbeobachtungszeit ermittelt wurde, berichteten die Probanden sämtliche neu auftretenden gesundheitlichen Veränderungen. Von den 11 813 *Gardasil*-Empfängern und den 9701 Placebo-Empfängern wurden insgesamt 8 Fälle unspezifischer Arthritis berichtet, davon 6 Fälle in der *Gardasil*-Gruppe und 2 Fälle in der Placebogruppe.«[45] Über autoimmune unerwünschte Wirkungen wird in der Fachinformation nicht berichtet. Vermutlich deshalb, weil solche »schweren unerwünschten Ereignisse« in der Placebogruppe ähnlich häufig auftraten wie in der *Gardasil*-Gruppe.

Mit einem solchen Studiendesign schafft man es, die immunologischen Probleme durch das Adjuvans praktisch auszublenden. Aus Sicht der Impfstoffsicherheit sind solche Studien natürlich nicht sinnvoll, da man viele potenzielle Risiken nicht erkennt. Den impfenden Ärzten wird durch den Hinweis auf placebokontrollierte Sicherheitsstudien suggeriert, man habe wirklich gegen ein immunologisch neutrales Scheinmedikament Daten erhoben und der Impfstoff sei wirklich sicher. Dem Sponsor einer Studie, dem Pharmakonzern, hilft dieses Design, die unerwünschten Wirkungen in der Studie übersichtlich zu halten, und so läuft man kaum Gefahr, wegen ungewöhnlicher Komplikationen Probleme mit der Zulassung zu bekommen.

Die Argumentation, die Behörden und Hersteller zur Genehmigung und Rechtfertigung solcher Studien anführen, sind kurios: Man finde es unethisch, den Probanden in der Placebogruppe einen Nutzen durch die Studienteilnahme zu verwehren. So wurden z.B. die Probanden der Placebogruppe in den Zulassungsstudien zu *Cervarix* mit einem bereits zugelassenen (aber auch adjuvantierten) Hepatitis-A-Impfstoff geimpft. Der Nutzen, den die Probanden der Placebogruppen bei *Gardasil* durch die Verabreichung eines antigenfreien Impfstoffs haben sollten, bleibt trotzdem rätselhaft. Um hier noch nachzulegen, wurden die Teilnehmer und Teilnehmerinnen der Placebogruppen nach Studienende nochmals mit echtem Impfstoff nachgeimpft. Insgesamt hatten sie also aus ethischen Gründen die doppelte Menge des Aluminiumhydroxyphosphatsulfat-Adjuvans erhalten.

Nach der Impfempfehlung der STIKO zur Impfung aller Mädchen zwischen 12 und 17 Jahren in Deutschland wurde der Impfstoff dann breit angewendet und auch in anderen Ländern wie den USA wurden Tausende von Mädchen und jungen Frauen mit *Gardasil* geimpft.

Das Marketing arbeitete hochprofessionell und mithilfe von Prominenten und Meinungsbildnern wurde das Szenario vom »ersten Schritt zum Sieg über den Krebs« entworfen. Von unerwünschten Wirkungen sprach niemand. Dem US-amerikanischen Meldesystem des Vaccine Adverse Event Reporting System (VAERS) wurden zwischen Juli 2006 und Dezember 2008 insgesamt 12 424 Verdachtsfälle von unerwünschten Wirkungen nach der Verabreichung von *Gardasil* mitgeteilt. Davon wurden 772 als »schwerwiegend« eingestuft.[46]

Akute Entzündungen des Gehirns

Auch aus Deutschland kamen nun die ersten Meldungen über schwere Verdachtsfälle von Komplikationen der HPV-Impfung. In der Datenbank des Paul-Ehrlich-Instituts wurden bis Mai 2009 zehn Fälle von Multipler Sklerose im zeitlichen Zusammenhang mit einer HPV-Impfung erfasst, davon neun nach *Gardasil* und einer nach *Cervarix*. Über diese Verdachtsfallberichte wurde von der Arzneimittelkommission der deutschen

Ärzteschaft im *Deutschen Ärzteblatt* berichtet.[47] Am 13. Juni 2011 lagen zu den HPV-Impfstoffen aus Deutschland bereits 1097 Berichte über unerwünschte Wirkungen vor. Eine Hirnentzündung (Enzephalitis) wurde 14-mal berichtet und eine Multiple Sklerose 27-mal.

Auch in der wissenschaftlichen Literatur tauchten immer mehr Einzelfallberichte oder Fallserien schwerer Komplikationen auf. Im Januar 2009 berichteten australische Autoren von fünf jungen Frauen, die in engem zeitlichen Zusammenhang mit der HPV-Impfung mit *Gardasil* an einer entzündlichen Gehirnerkrankung (akute disseminierte Enzephalomyelitis oder Multiple Sklerose, MS) erkrankt waren, und führten dies auf den immunstimulierenden Effekt des Impfstoffs zurück.[48] Aus Deutschland wurde ebenfalls eine schwere akute disseminierte Enzephalomyelitis (ADEM-Erkrankung), berichtet.[49] Auf dem 25. Kongress des Europäischen Komitees zur Behandlung und Erforschung der Multiplen Sklerose (ECTRIMS), der vom 9. bis zum 12. September 2009 in Düsseldorf stattfand, wurde auch der Fall einer Multiplen-Sklerose-Erkrankung nach *Gardasil* vorgestellt und diskutiert. Eine Arbeitsgruppe präsentierte zudem den Fall einer massiven Lähmung des Beins mit anschließender Sehnervenentzündung (Neuromyelitis optica) bei einer 17-jährigen Schülerin. Eine stationäre Behandlung mit hochdosierter Cortisontherapie, Plasmaaustausch und dem Einsatz des monoklonalen Antikörpers Rituximab führte zum Abklingen der Symptomatik.[50] Ein Jahr später fand die ECTRIMS-Jahrestagung in Göteborg in Schweden statt und auch hier wurde nochmals von einer griechischen Arbeitsgruppe eine Serie von fünf weiteren Fällen vorgestellt, in denen nach der *Gardasil*-Impfung autoimmune Gehirnentzündungen aufgetreten waren.[51] Aus dem Jahr 2010 datieren noch eine Reihe von weiteren Fallberichten, die Entzündungen des Gehirns nach der HPV-Impfung belegen.[52]

Aufgrund der berichteten Fälle und der aufgetretenen Symptome ist inzwischen klar, dass durch die Impfung mit *Gardasil* entzündliche Gehirnerkrankungen (wie z.B. die akute disseminierte Enzephalomyelitis, ADEM) zum bekannten Spektrum der Nebenwirkungen gehören. Auch wurde ein Todesfall aus Österreich nach einer *Gardasil*-Impfung bekannt, den ebenfalls eine solche ADEM-Erkrankung verursacht haben kann. Eine hohe Anzahl von Verdachtsfallberichten nach der HPV-Impfung beschreibt ein noch nicht näher geklärtes Syndrom aus ständiger Müdigkeit, Konzentrationsstörungen, Verhaltensauffälligkeiten, Zwangsstörungen, Antriebsarmut, Kopfschmerzen und depressiven Verstimmungen. Auch bei diesen Fällen kann eine Entzündung des limbischen Systems, d.h. von bestimmten Hirnarealen, die vor allem für das emotionale Erleben wichtig sind, die Erkrankungen erklären.

Hier besteht dringender Forschungsbedarf, schnell und durch unabhängige Institutionen. Trotz der berechtigten Forderungen vieler unabhängiger Wissenschaftler nach einer staatlich finanzierten Begleitforschung und Evaluation des HPV-Impfprogramms ist hier nichts passiert, in der Realität wird stattdessen das Impfprogramm in Deutschland vom Marketing der Pharmakonzerne, von den guten Wünschen der STIKO und der Spontanerfassung unerwünschter Wirkungen des Paul-Ehrlich-Instituts begleitet.[53] Und wieder haben die Betroffenen, wenn ein Problem nach der HPV-Impfung auftritt, das Nachsehen. Weder die Hersteller noch die Behörden sind in diesem Fall hilfreiche Ansprechpartner. Gerade bei diesen zum Teil sehr schwer zu diagnostizierenden Hirnentzündungen werden den Mädchen und Frauen gerne vorschnell psychische Probleme und Veränderungen durch die Pubertät unterstellt. Auch hier bleibt somit zu hoffen, dass die Erkenntnis um das Nebenwirkungspotenzial der HPV-Impfstoffe und ihrer Adjuvantien in der Ärzteschaft wirklich bekannt wird.

Wie sich das Impfprogramm gegen HPV und Gebärmutterhals-krebs weiter entwickelt, wird von der weiteren Forschung auf dem Gebiet der Impfstoffsicherheit abhängen. Zeigen sich bei genauer Überwachung immer mehr schwere Komplikation, so wird sich das Verhältnis von Nutzen zu Risiko vermutlich in den nächsten Jahren verschieben und eine Einstellung des Programms wäre unumgänglich. Denkbar wäre auch eine Veränderung der Situation durch neue Möglichkeiten der heute stark forschungsgeförderten »individualisierten« Medizin. Wäre es mittels einer Genomanalyse möglich, die Mädchen bzw. Frauen mit einem wirklich erhöhten Risiko für Gebärmutterhalskrebs zu identifizieren, so könnte man gezielt impfen oder engmaschige Kontrollen durchführen, ohne die große Mehrzahl der weiblichen Bevölkerung einem Risiko für schwere Impfkomplikationen auszusetzen.

DIE ZUKUNFT IST OFFEN

Solange Impfstoffe mit dem Ziel hergestellt werden, dem Hersteller einen möglichst großen Gewinn zu ermöglichen, ist eine kritische Prüfung jeder Entscheidung für eine neue Impfung dringend notwendig. Die Entscheidungsträger in pharmazeutischen Unternehmen denken wie alle anderen Manager in der freien Wirtschaft an den Profit ihrer Firma – das ist völlig legitim und an sich nichts, was kritisiert werden müsste. Zum Problem wird das wirtschaftliche Denken der Impfstoffhersteller aber dann, wenn neue Impfstoffe mit einem unklaren Nutzen-Risiko-Verhältnis mit massiven und/oder oft auch brachialen Marketingmethoden »unters Volk gebracht« werden.

Wer kritische Fragen zur Sicherheit solcher neuen Produkte stellt, wird oft pauschal als »Impfgegner« bezeichnet, was ja absichtlich einen negativen Beigeschmack hat: Impfgegner werden gerne als esoterisch angehauchte Spinner abgetan, die eine fortschrittliche Medizin aus obskuren Gründen ablehnen. Schafft man es, sämtliche Kritiker von neuen Impfstoffen auf diesem Weg als unwissenschaftlich zu diffamieren, ist aus Sicht der Hersteller schon viel gewonnen.

Ist »Durchimpfen« die Lösung?

In den nächsten Jahren wird eine Vielzahl neuer Impfstoffe kommen, unter denen sich, wie eingangs gesagt, auch viele für heutige Verhältnisse recht exotische Produkte befinden werden: Impfungen gegen Bluthochdruck, Impfungen zur Empfängnisverhütung und Impfungen gegen Kokainsucht, um nur einige Beispiele zu nennen. Auch im buchstäblichen Sinne exotische Krankheitserreger werden ins Fadenkreuz der Impfstoffdesigner rücken, da in einer zunehmend mobilen Welt Erreger (mit)reisen können und Ansteckungen mit solchen fremden Krankheiten dann auch in Europa möglich werden.

Wichtig ist für die Hersteller immer die Überlegung, dass man möglichst große Kollektive impfen muss, um möglichst viele Impfstoffdosen zu verkaufen. Das ist auch bei seltenen Erkrankungen denkbar, wenn die Erkrankung nur schwer genug und somit bei jedem Einzelnen die Angst davor groß ist. Ein Beispiel für die erfolgreiche Vermarktung eines Impfstoffs gegen eine seltene Erkrankung ist die Impfung gegen die Frühsommer-Meningoenzephalitis (FSME), vielleicht besser bekannt als Zecken-Enzephalitis, sie wird hauptsächlich durch Zeckenbisse übertragen. Die Erkrankung tritt bevorzugt in bestimmten Gebieten (Endemiegebiete) auf und ist bei Erwachsenen selten und bei Kindern extrem selten. Trotzdem werden auch Kinder mit einem speziellen Kinderimpfstoff reihenweise geimpft, da jedes Jahr im Frühling mit den Zecken Marketing gemacht wird. Verblüffenderweise auch in Wiesbaden, das nicht als Endemiegebiet gilt. Hier tauchten in Apothekenschaufenstern große schwarze Zecken aus Pappe auf, auf denen gedruckt stand: »Die Zecken bedrohen uns alle – lassen Sie sich gegen FSME impfen.« Dass nach diesem Konzept natürlich die überwältigende Anzahl von Geimpften überhaupt nicht von der Impfung profitiert, da sie auch ohne Impfung niemals erkrankt wären, bleibt meist ungesagt. Und die Risiken, die mit einer neuen Impfung verbunden sind, trägt natürlich jeder, der geimpft wird, ganz gleich, ob er profitiert oder nicht.

Was definitiv zu tun ist

Meine Meinung ist: Für seltene schwere Erkrankungen sollten Diagnostik und Behandlungsmöglichkeiten intensiv erforscht werden, um neue und gut verträgliche Medikamente zu schaffen. Damit könnte man diejenigen behandeln, die wirklich erkranken und bei denen die Abwägung von Risiko und Nutzen eine völlig andere ist als beim Impfen. Für die Arzneimittelhersteller natürlich keine sehr verlockende Aussicht.

Die Rolle des Staates

Überlegtes staatliches Handeln ist dringend notwendig, um Risiken zu vermeiden und auch die knappen Ressourcen des Gesundheitssystems nicht für Impfungen auszugeben, die keiner wirklich braucht. Eine genaue Analyse der Erkrankungshäufigkeit muss genau wie die zu erwartenden Kosten in die Überlegungen einbezogen werden, die vor einer staatlichen Empfehlung für eine bestimmte Impfung stehen. Impfungen haben nicht automatisch mit der Zulassung auch eine positive Wirtschaftlichkeitsprüfung bestanden. Dieser etwas angestaubte Mythos muss weg und für jede Impfung nachvollziehbar dargelegt werden, dass die breite Anwendung finanziell gesehen auch wirklich sinnvoll ist. In jedem Fall sollte das eigens zur Wirtschaftlichkeitsprüfung gegründete Institut für Qualität und Wirtschaftlichkeit im Gesundheitswesen (IQUiG) jede STIKO-Empfehlung auf Rentabilität im Sinne des Gemeinwohls gründlich durchleuchten. Bei notdürftigen Ressourcen und leeren Kassen darf beim Impfen keine Mentalität gestattet werden, die dem Motto »Geld spielt keine Rolle« folgt.

Natürlich wird schnell und gerne die Ethik bemüht werden, um den Menschen zu erklären, man dürfe ihnen eine neue Impfung keinesfalls aus finanziellen Gründen vorenthalten. Meinungs-bildner-Professoren werden mit finsteren Gesichtern Düsteres für die Volksgesundheit prophezeien, sollte man auf eine verfügbare Impfung verzichten. Aber verfügbar heißt nicht unbedingt sinnvoll. Hier braucht es, wie gesagt, eine staatliche Kontrolle, die wirklich funktioniert. Die Ständige Impfkommission am Robert-Koch-Institut STIKO leistet diese Kontrollfunktion derzeit nicht und muss daher von ihrer Struktur her verändert werden. Keinesfalls dürfen bei der Besetzung der STIKO die Hersteller von Impfstoffen mitreden. Gerade dieser Verdacht drängt sich aber derzeit massiv auf, da das Verfahren der Auswahl der STIKO-Mitglieder, wie dargelegt, völlig undurchsichtig ist und die Einflussnahme durch Lobbyisten der Pharmaindustrie auf Entscheidungsträger im Gesundheitsministerium gerade an dieser Stelle nicht nur denkbar, sondern sogar sehr wahrscheinlich ist. Was ist hier zu fordern?

In Zukunft muss völlig klar sein, warum jemand in die STIKO berufen wird und wer diese Entscheidung getroffen hat. Auf Meinungsbildner mit Interessenkonflikten ist in diesem so wichtigen Gremium völlig zu verzichten. Es muss in Deutschland möglich sein, ein Dutzend Experten zu finden, die definitiv keine Interessenkonflikte haben und zu objektiv nachvollziehbaren Entscheidungen kommen, auch wenn diese den Interessen der Pharmakonzerne dann hin und wieder nicht entsprechen. Hier muss also ein sauberer Schnitt gemacht werden, der sich aber auszahlen wird. Denn nur so kann das teils verlorene Vertrauen in die Methode des Impfens bei Bevölkerung und Ärzteschaft zurückgebracht werden.

Die Frage der Sicherheit

Über die Sicherheit ist schon viel gesagt worden. Ganz klar, hier sind drastische Änderungen überfällig. Zuallererst braucht man ein Register zur Erfassung der durchgeführten Impfungen, damit man auch wirklich ausrechnen kann, wie häufig unerwünschte Wirkungen und schwere Komplikationen in der Realität auftreten. Nur so könnte man endlich den Wischiwaschi-Angaben wie »extrem selten« oder »kommt praktisch niemals vor« begegnen, die die Aufklärung über die Häufigkeit schwerer Impfkomplikationen heute dominieren. Das ist es nämlich, was die Menschen vor einer Impfung wirklich wissen wollen: Wie hoch ist mein persönliches Risiko, mit dem *worst case* konfrontiert zu werden? In Zeiten zunehmender elektronischer Vernetzung medizinischer Daten wäre eine solche Registrierung jeder verabreichten Impfung technisch kein großes Problem und die zwar jetzt schon mächtige Bürokratisierung der Arztpraxen würde durch ein Impfregister sicherlich nicht unerträglich zunehmen.

Außerdem muss ein »aktives« Erfassungssystem entwickelt werden, das die unerwünschten Wirkungen einer Impfung wirklich erkennt und registriert. Die Spontanerfassung mit mehr oder weniger freiwilligen Meldungen von mehr oder weniger motivierten Ärzten reicht keinesfalls aus, wenn man es mit der Vermeidung von Risiken wirklich ernst meint. Ein solches Erfassungssystem macht natürlich mehr Arbeit als die Spontanerfassung, da man die Komplikationen aktiv erfragen und danach suchen muss.

Die Verantwortlichkeit für die Erfassung von Nebenwirkungen und Komplikationen sollte zudem von der zulassenden Behörde getrennt werden, da auch hier ein Interessenkonflikt besteht. Das Paul-Ehrlich-Institut als an der Zulassung beteiligte Behörde tut sich selbstverständlich schwer, für einen Impfstoff Sicherheitsrisiken zu benennen, der von den eigenen Experten mit zugelassen wurde. Das gilt natürlich ebenso für die europäische Arzneimittelbehörde EMA. Dringend gebraucht wird also eine unabhängige Behörde für Arzneimittelsicherheit, die nicht nur für Impfstoffe zuständig sein sollte. Aber gerade die Überwachung der Impfstoffe, die bei gesunden Menschen und auch sehr oft bei Kindern verabreicht werden, gilt es auf diese Weise zu verbessern.

Es muss endlich aufhören, dass über die Sicherheit von Impfstoffen immer nur vollmundig geredet wird, ohne dass bei der Erkenntnisgewinnung wirklich Fortschritte erzielt werden. Nach Abschluss der Zulassungsstudien weiß man nämlich nicht viel über schwere Komplikationen und hat auch, wenn man das derzeitige Überwachungssystem realistisch betrachtet, anscheinend kein besonders großes Interesse daran, mehr herauszufinden. Deshalb sollte für alle klinischen Studien die Verpflichtung eingeführt werden, die Ergebnisse zu veröffentlichen, egal, ob sie dem »Sponsor« der Studie, dem Pharmakonzern, in den Kram passen oder nicht. Nur so wird auch auf dem wissenschaftlichen Sektor mehr über unerwünschte Wirkungen bekannt werden. Studien, die z.B. wegen nachweislicher gravierender Nebenwirkungen nicht zur Zulassung eines Impfstoffs führen können, sind natürlich für alle, die sich für unerwünschte Wirkungen interessieren, von größtem Interesse. Solche Untersuchungen verschwinden derzeit in den Schubladen der Hersteller und werden dort tunlichst unter Verschluss gehalten. Nach meiner Auffassung darf man eine klinische Studie, die ja immer ein Experiment am Menschen darstellt, gar nur dann genehmigen, wenn die Ergebnisse der wissenschaftlichen Gemeinde dann auch zur Verfügung gestellt werden – eben unabhängig davon, ob und wie das Ergebnis ein Marketingkonzept beeinflusst.

Ich plädiere auch für ein Verbot von »placebokontrollierten« Studien, die keine echten Placebos in den Kontrollgruppen verwenden. Hierdurch werden unerwünschte Wirkungen bereits in den Studien unkenntlich gemacht. Zur Erinnerung: Treten in der Placebogruppe, in der ja eben kein Scheinmedikament, sondern das immunologisch aktive Adjuvans verwendet wurde, ebenso viele Nebenwirkungen auf wie in der Testgruppe, wird das so bewertet, als habe der neue Impfstoff keine echten Nebenwirkungen. Es heißt, die Rate an unerwünschten Wirkungen liege für das Produkt XY auf Placeboniveau.

Aufklärung und Transparenz tun not

Kommen wir zum nächsten Punkt: die Aufklärung über mögliche Nebenwirkungen vor einer Impfung durch den Arzt. Sie sollte dringend aufgewertet werden. Es muss genügend Zeit vorhanden sein, die vielen Probleme, die mit Verabreichung des Impfstoffs entstehen könnten, auch tatsächlich anzusprechen. Und eine solche Beratung muss auch dann honoriert werden, wenn keine Impfung folgt. Derzeit ist ein Arzt, der eine umfangreiche Aufklärung über Komplikationen macht, ja wirtschaftlich der Dumme, da eine Impfaufklärung nur abgerechnet werden kann, wenn im Anschluss auch geimpft wird.

Was das Marketing der Pharmakonzerne angeht, so sollte Offenheit und Transparenz herrschen. Die Veröffentlichung aller Marketingaktivitäten der Hersteller für einen Impfstoff ist ein sehr frommer Wunsch. Hier würden sich die meisten Menschen verwundert die Augen reiben, wenn klar würde, wo die Marketingmaschine überall ansetzt und wer vor allem in die Vermarktung einbezogen wird. Aktivitäten an Schulen mit Zuschüssen zur Klassenfahrt für die am besten geimpfte Klasse, Projekte wie »Meine KITA bleibt gesund« mit kostenlosem Informationsmaterial für Erzieherinnen und Erzieher in Kindergärten und vieles mehr sollen zur Verbreitung von Impfungen beitragen. Die Marketingetats vieler großer Arzneimittelhersteller liegen inzwischen deutlich über den Ausgaben für Forschung und Entwicklung.

Es sollten keine bezahlten Meinungsbildner in entscheidenden Beraterfunktionen von WHO und Behörden wie der EMA tätig sein. Bei Vorliegen von Interessenkonflikten durch eine vergütete Tätigkeit für den Hersteller eines Impfstoffs müssen solche Berater durch unabhängige ersetzt werden. Das gilt selbstverständlich auch für das Robert-Koch-Institut mit seiner STIKO oder andere an den öffentlichen Empfehlungen mitwirkende Personen. Und auch für alle Entscheidungsträger in den Gesundheitsbehörden der einzelnen Bundesländer.

Man sollte die öffentlichen Empfehlungen auch mit mehr Gelassenheit umsetzen und sich keinesfalls das pseudoethische Diktat der Pharmafirmen aufzwingen lassen, das da heißt: »Man darf dem Menschen ein verfügbares Produkt (sprich Impfstoff) aus Kostengründen nicht vorenthalten.« Bei einigen neuen Impfstoffen mit zweifelhaftem Nutzen und unklaren Risiken kann es medizinisch und ethisch sehr sinnvoll sein, diese nicht oder zumindest nicht sofort nach der Zulassung zu empfehlen. Man muss allerdings dann auch mit den Angriffen der Hersteller bzw. der bezahlten Meinungsbildner aus der wissenschaftlichen Welt leben – sicherlich nicht einfach für einen Politiker.

Und nun zu einem großen Dilemma heutiger Tage: die Freiheit und Unabhängigkeit der Forschung. Dies ist ein Punkt, bei dem auf Kongressen und Konferenzen immer Einigkeit herrscht, aber wie sieht die Realität aus? Man muss nicht hellhörig sein, um den resignierten Unterton wahrzunehmen: Wer soll unabhängige Forschung durchführen und wer soll sie bezahlen? Wer es wirklich ernst mit dieser Forderung meint, der spricht sich z.B. klar für Untersuchungen über die wirkliche Sicherheit von Impfstoffen aus, angelegt über viele Jahre, um auch langfristige Probleme von Impfprogrammen erfassen zu können. Das aber muss wohl als Aufgabe von zentraler Bedeutung für die Zukunft des Impfens scheinbar von den Verantwortlichen (Gesundheitsminister, Paul-Ehrlich-Institut, Robert-Koch-Institut und auch den Herstellern) erst noch richtig begriffen werden. Die Menschen sind nicht mehr ganz so leicht mit den bislang gebräuchlichen Methoden zu beeindrucken – ein Professor im weißen Kittel, der im Fernsehen etwas von einer »zweiten Welle der Pandemie mit viel mehr Todesfällen« schwadroniert, schafft es heutzutage nicht mehr so einfach, dass die Leute sich sofort alle mit neuen Impfstoffen behandeln lassen. Das hat das Beispiel der Schweinegrippepandemie eindrucksvoll belegt. Millionen von Impfdosen wurden nach Ablauf der Haltbarkeit wegen des enthaltenen Quecksilbers als Sondermüll entsorgt. Trotzdem scheint man bei den Verantwortlichen der Meinung zu sein, man habe alles richtig gemacht.

Ein frommer Wunsch zuletzt

Wir sollten unser Gesundheitssystem wieder zu einem machen, das den Menschen wirklich in den Mittelpunkt stellt. Und auch wirklich gesünder macht. Der Patient als Glied in einer Wertschöpfungskette, der Arzt als Unternehmer und Verkäufer, das Krankenhaus als privat betriebene, effiziente Gesundheitsfabrik, die gesamte Bevölkerung als Herde, für die der fürsorgliche Staat mithilfe der Impfstoffhersteller eine Herdenimmunität für alle möglichen Erkrankungen erzeugen möchte – dass bei diesen Konzepten einiges nicht stimmt, dürfte fast jedem einleuchten. Fangen wir also an, dieses System zu verbessern, und – warum nicht? – beginnen wir bei den Impfungen. Denn hier geht ansonsten eine der wichtigsten Voraussetzungen für jede Art von ärztlicher Behandlung verloren: das Vertrauen des Patienten in die gute Absicht.

ANHANG

Anmerkungen

[1] Zeiss, H./Bieling, R.: Behring – Gestalt und Werk, Berlin-Grunewald 1941, S. 196

[2] Vgl. dazu Mitscherlich, A./Mielke, F.: Medizin ohne Menschlichkeit. Fleckfieber-Impfstoff-Versuche. Hepatitis epidemica-Virus-Forschung, Frankfurt/Main 1960, S. 91–127

[3] Gherardi, R. u.a.: Macrophagic myofasciitis. An emerging entity, in: Lancet 352, 1998, S. 347–352

[4] Petrik, M. u.a.: Aluminum adjuvant linked to gulf war illness induces motor neuron death in mice, in: Neuromolecular Medicine 9 (1), 2007, S. 83–100. In einer später veröffentlichten Arbeit konnte Shaw das Aluminium direkt in den betroffenen Nervenzellen nachweisen (Shaw, C./Petrik, M.: Aluminium hydroxide injections lead to motor deficits and motor neuron degenaration, in: Journal of Inorganic Biochemistry, 103 (11), 2009, S. 1555–1562).

[5] Tenenbaum, S. u.a.: Use of antipolymer antibody assay in recipients of silicone breast implants, in: Lancet 349, 1997, S. 449–454. Das Risiko der Entstehung einer Autoimmunerkrankung durch das als Adjuvans wirkende Silikon wird in der kürzlich erschienenen Übersichtsarbeit von Yehuda Shoenfeld nochmals dargestellt (Shoenfeld, Y. u.a.: Silicone and autoimmunity, in: European Journal of Clinical Investigation 41, 2011, S. 203–211).

[6] Shoenfeld, Y./Orbach, H.: Vaccination, infection and autoimmunity. Myth and reality, in: Autoimmunity Reviews 6, 2007, S. 261–266

[7] Smithburn, K.: Meningococcic Meningitis. A Clinical Study of One Hundred and Forty-Four Cases, in: Journal of the American Medical Association 95, 1930, S. 776–780

[8] Powell, H./Jamieson, W.: Merthiolate as a Germicide, in: American Journal of Hygiene 13, 1931, S. 296–310

[9] Wilson, G.: Faulty Production. Bacterial Contamination of Vaccine or Antiserum, in: Wilson, G. (Hg.): The Hazards of Immunization, London 1967, S. 75–84

[10] Warkany, J./Hubbard, D.: Mercury in the urine of children with acrodynia, in: Lancet 1, 1948, S. 829–830

[11] Fanconi, G./Muralt, G.: Die Feersche Krankheit (Akrodynie), eine seltsame Krankheit, in: Deutsche Medizinische Wochenschrift 78, 1953, S. 20

[12] Weinstein, M./Bernstein, S.: Pink Ladies. mercury poisoning in twin girls, in: Canadian Medical Association Journal 168 (2), 2003, S. 201

[13] WHO: Environmental Health Criteria I0I. Methylmercury, Geneva 1990, S. 76–83

[14] Hunter, D. u.a.: Poisoning by Methylmercury compounds, in: Quarterly Journal of Medicine 9, 1940, S. 193–213

[15] Amin-Zaki, L.: Intra-uterine Methylmercury poisoning in Iraq, in: Pediatrics 54 (5), 1974, S. 587–595

[16] Waly, M. u.a.: Activation of methionine synthetase by insulin-like growth factor-1 and dopamine. A target for neurodevelopmental toxins and thimerosal, in: Molecular Psychiatry 9 (4), 2004, S. 358–370

[17] Havarinasab, S./Hultman, P.: Organic mercury compounds and autoimmunity, in: Autoimmunity Reviews 4, 2005, S. 270–275

[18] Bernard, S. u.a.: Autism. A novel form of mercury poisoning, in: Medical Hypotheses 56 (4), 2001, S. 462–471

[19] Weisser, K. u.a.: Thiomersal und Impfungen, in: Bundesgesundheitsblatt 47, 2004, S. 1165–1174

[20] Vgl. dazu Kees-Aigner, S.: Untersuchung der Quecksilberbelastung von Muttermilch in Abhängigkeit von Amalgamfüllungen und weiteren Faktoren mit Berücksichtigung des Quecksilbergehaltes in Säuglingsnahrung. Dissertation der Ludwig-Maximilians-Universität, Fakultät Zahnheilkunde, München 2002

[21] Korzilius, H./Richter-Kuhlmann, E.: Bundesinstitut für Arzneimittel und Medizinprodukte. Von der Behörde zum Dienstleister, in: Deutsches Ärzteblatt 102 (11), 2005, S. 713–715

[22] Mutsch, M. u.a.: Use of Inactivated Intranasal Influenza Vaccine and the Risk of Bell's Palsy in Switzerland, in: New England Journal of Medicine 26 (2), 2004, S. 896–903

[23] Lackmann, G.: Comparative investigation of the safety of hexavalent vaccines for primary scheduled infant immunizations in Germany over a time period of 2 years, in: Medical Science Monitor 10 (9), 2004, S. 96–98

[24] Zinka, B. u.a.: Unexplained cases of sudden infant death shortly after hexavalent vaccination, in: Vaccine 24, 2006, S. 5779–5780

[25] Von Kries, R. u.a.: Sudden and unexpected deaths after the administration of hexavalent vaccines (diphtheria, tetanus, pertussis, poliomyelitis, hepatitis B, Haemophilus influenzae type b). Is there a signal?, in: European Journal of Pediatrics 164, 2005, S. 61–69; Schmitt, H.: A »signal« requires urgent action, in: European Journal of Pediatrics 164, 2005, S. 59–60

[26] Vgl. dazu Keller-Stanislawski, B./Hartmann, K.: Auswertung der Meldungen von Verdachtsfällen auf Impfkomplikationen nach dem Infektionsschutzgesetz, in: Bundesgesundheitsblatt – Gesundheitsforschung – Gesundheitsschutz 45, 2002, S. 344–354; Keller-Stanislawski, B. u.a.: Verdachtsfälle von Impfkomplikationen nach dem Infektionsschutzgesetz und Verdachtsfälle von Nebenwirkungen nach dem Arzneimittelgesetz vom 1.1.2001 bis zum 31.12.2003, in: Bundesgesundheitsblatt – Gesundheitsforschung – Gesundheitsschutz 47, 2004, S. 1151–1164

[27] Badische Zeitung, 21.03.2011

[28] Vgl. Focus online: Vitali Klitschko boxt »fit und geimpft«, 19.03. 2009

[29] Süddeutsche Zeitung, 25.01.2008

[30] Sweet, B./Hilleman, M.: The vacuolating virus, SV40, in: Proceedings for the Society for Experimental Biology and Medicine 105, 1960, S. 420–427

[31] Shah, K./Nathanson, N.: Human exposure to SV40. Review and comment. in: American Journal of Epidemiology 103, 1976, S. 1–12

[32] Carbone, M. u.a.: Simian virus 40, poliovaccines and human tumors. A review of recent developments, in: Oncogene 15 (16), 1997, S. 1877–1888

[33] Urteil vom 15. Februar 2000 — Az. VI ZR 48/99; in: Neue Juristische Wochenschrift, 2000, S. 1784–1788; www.bundesgerichtshof. de/Entscheidungen

[34] Keller-Stanislawski, B. u.a.: Verdachtsfälle von Impfkomplikationen nach dem Infektionsschutzgesetz und Verdachtsfälle von Nebenwirkungen nach dem Arzneimittelgesetz vom 1.1.2001 bis zum

31.12.2003, in: Bundesgesundheitsblatt – Gesundheitsforschung – Gesundheitsschutz 47, 2004, S. 1151–1164

[35] Schneeweiß, B. u.a.: Impfsicherheit heute, in: Deutsches Ärzteblatt 105, Heft 34–35 (Doppelausgabe), 2008, S. 590–595

[36] Vgl. Bulletin of the World Health Organization 78 (2), 2000

[37] Schonberger, L. u.a.: Guillain-Barré-Syndrome following vaccination in the national influenza immunization program, United States 1976–1977, in: American Journal of Epidemiology 110, 1979, S. 105–123

[38] Der derzeitige wissenschaftliche Kenntnisstand zur Pathophysiologie solcher Autoimmunerkrankungen nach Impfungen wurde in den ausführlichen Übersichtsarbeiten zusammengefasst: Shoenfeld, Y./Aron-Mator, A.: Vaccination and Autoimmunity-»Vaccinosis«. A Dangerous Liaison?, in: Journal of Autoimmunity 14, 2000, S. 1–10; Wraith, C. u.a.: Vaccination and autoimmune disease. What is the evidence?, in: Lancet 362/15, 2003, S. 1659–1666

[39] Shoenfeld, Y./Orbach, H.: Vaccination, infection and autoimmunity. Myth and reality, in: Autoimmunity reviews 6, 2007, S. 261–266

[40] Berkovic, S. u.a.: De-novo mutations of the sodium channel gene SCN1A in alleged vaccine encephalopathy. A retrospective study, in: Lancet Neurology 5, 2006, S. 488–492

[41] Schonberger, L. u.a.: Guillain-Barré-Syndrome following vaccination in the national influenza immunization program, United States 1976–1977, in: American Journal of Epidemiology 110, 1979, S. 105–123. Diese Arbeit kann inzwischen als klassischer epidemiologischer Nachweis eines zwar seltenen, aber bei genauer Untersuchung eindeutig vorhandenen Risikofaktors gelten. Die Ergebnisse wurden nochmals überprüft, mit dem gleichen Ergebnis (Langmuir, A. u.a.: An epidemiologic and clinical evaluation of Guillain-Barré-Syndrome reported in association with the administration of swine influenza vaccines, in: American Journal of Epidemiology 119, 1984, S. 841–879).

[42] Kobasa, D.: Aberrant innate immune response in lethal infection of macaques with the 1918 influenza virus, in: Nature 445, 2007, S. 319–323

[43] Mignot, E. u.a.: Narcolepsy is Strongly Associated with the TCR alpha locus, in: Nature Genetics 41, 2009, S. 708–711

[44] Zur Hausen, H.: Papillomavirus infections – a major cause of human cancers. Review, in: Biochimica et Biophysica Acta 1288 (2), 1996, S. 55–78

[45] Sanofi Pasteur MSD: Fachinformation *Gardasil*, Stand September 2006

[46] Slade, B. u.a.: Postlicensure safety surveillance for quadrivalent human papillomavirus recombinant vaccine, in: Journal of the American Medical Association 302 (7), 2009, S. 760–757

[47] AKdÄ, Arzneimittelkommission der deutschen Ärzteschaft: Demyelinisierende Erkrankungen des ZNS nach Impfung mit *Gardasil*, in: Deutsches Ärzteblatt 106, Heft 28/29, 2009, S. 51

[48] Sutton, I. u.a.: CNS demyelination and quadrivalent HPV vaccine, in: Multiple Sclerosis Journal 15 (1), 2009, S. 116–119

[49] Wildemann, B. u.a.: Acute disseminated encaphalomyelitis following vaccination against human papilloma virus, in: Neurology 72, 2009, S. 2132–2133

[50] Menge, T. u.a.: A case of fulminant neuromyelitis optica associated with quadrivalent HPV vaccination. 25th Congress of the European Committee for the Treatment and Research in Multiple Sclerosis (ECTRIMS), Düsseldorf, Germany, September 2009

[51] Balamoutsos, G. u.a.: A report of five cases of CNS demyelination after quadrivalent human papilloma virus vaccination. Could there be any relationship?, 26th Congress of the European Committee for Treatment and Research in Multiple Sclerosis (ECTRIMS) & 15th Annual Conference of Rehabilitation in MS (RIMS), Göteborg, Schweden, Oktober 2010

[52] Bomprezzi, R.: Acute disseminated encephalomyelitis following vaccination against human papilloma virus, in: Neurology 74, 2010, S. 864–865; DiMario, F. u.a.: A 16-year-old girl with bilateral visual loss and left hemiparesis following an immunization against human papilloma virus, in: Journal of Child Neurology, 25, 2010, S. 321–327; Mendoza, P. u.a.: Acute disseminated encephalomyelitis with tumefactive lesions after vaccination against human papilloma virus, in: Neurologia 25 (1), 2010, S. 58–59

[53] Klug, S. u.a.: Stellungnahme. HPV-Impfung. Notwendigkeiten der Begleitforschung und Evaluation, in: Zeitschrift für Evidenz, Fortbildung und Qualität im Gesundheitswesen 103 (4), 2009, S. 239–240

Bildnachweis

Alle Abbildungen wurden von EDV-Fotosatz Huber/Verlagsservice G. Pfeifer, Germering, nach folgender Vorlage erstellt:

1: Rutty, C. J.: Connaught and the Defeat of Diphtheria, in: Conntact 9, 1996, S. 11. *Conntact* ist die firmeninterne Zeitschrift der kanadischen Firma Connaught Laboratories Limited.

2: Archiv des Autors

3: European Medicines Agency, Guideline on similar biological medicinal products, CHMP/437/04, London, 30 October 2005. http://www.emea.europa.eu/docs/en_GB/document_library/Scientific_guideline/2009/09/WC500003517.pdf

4: Bulletin zur Arzneimittelsicherheit. Informationen aus BfArM und PEI 1, 2012, S. 17

5: Bulletin zur Arzneimittelsicherheit 4, 2010, S. 19

6: Weißer, K. u.a.: Verdachtsfälle von Impfkomplikationen nach dem Infektionsschutzgesetz und Verdachtsfälle von Nebenwirkungen (von Impfstoffen) nach dem Arzneimittelgesetz vom 1.1.2004 bis zum 31.12.2005, in: Bundesgesundheitsblatt – Gesundheitsforschung – Gesundheitsschutz 50, 2007, S. 1404–1417

7: Ebd.

8: Ebd.

9: Merkblatt des sächsischen Staatsministeriums für Soziales und Verbraucherschutz. Online unter http://www.familie.sachsen.de/7530.html

10: Empfehlungen der Ständigen Impfkommission (STIKO) am Robert-Koch-Institut, Stand: Juli 2011, in: Epidemiologisches Bulletin, Nr. 30, 2011, S. 276

11: Meyer, C.: Anerkannte Impfschäden in der Bundesrepublik Deutschland 1990–1999. Bundesgesundheitsblatt – Gesundheitsforschung – Gesundheitsschutz 45, 2002, S. 364–370

12: Fachinformation zu *Pandemrix* des Herstellers GlaxoSmithKline Biologicals, September 2009

Glossar

Adjuvans – ein »unspezifischer« Immunverstärker, ohne den die meisten inaktivierten Impfstoffe nicht funktionieren. Das Immunsystem reagiert nicht ausreichend auf reine Bruchstücke von Viren oder Bakterien – deshalb braucht es die Adjuvantien. Seit etwa 1930 bis heute werden überwiegend Aluminiumverbindungen verwendet, wobei an neuen Adjuvantien (wie etwa auf Squalenbasis) fieberhaft gearbeitet wird. Adjuvantien werden als Ursache schwerer autoimmuner Impfkomplikationen betrachtet.

Antigen – eine »körperfremde« Struktur, gegen die das Immunsystem reagiert. Bei Impfstoffen ist das Antigen der »arzneilich wirksame Bestandteil«. Als Antigene verwendet man meist Teile von Viren oder Bakterien.

Antikörper – sie sind ein Teil der erlernten Immunität gegen Krankheiten. Es existieren unterschiedliche Typen, z.B. Immunglobulin G, kurz IgG, IgM, IgA, IgE. Antikörper entstehen am Ende einer komplizierten Kaskade durch Aktivierung eines Lymphozyten des Typs B. Diese aktivierte B-Zelle stellt die Antikörpermoleküle in großer Zahl her und die Antikörper suchen sich im Körper ihr passendes Antigen, also den Teil eines Krankheitserregers, der die Abwehrkaskade ausgelöst hatte.

Bakterien – sie sind evolutionär uralte, einzellige Lebewesen, die Erbinformation und einen kompletten Zellapparat zu ihrer Vermehrung besitzen. Es gibt völlig unterschiedliche Formen und Vorlieben in der bakteriellen Welt. Für die Impfungen sind derzeit Keuchhusten (Bordetella pertussis), Haemophilus influenzae Typ b (Hib), Pneumokokken, Meningokokken und die beiden »Toxinproduzenten« Diphtherie (Corynebacterium) und Tetanus (Clostridium tetani) wichtig. Weitere Impfungen gegen bakterielle Erkrankungen werden in den nächsten Jahren kommen.

Dendritische Zellen – für ihre Entdeckung erhielt der kanadische Immunologe Ralph Steinman 2011 den Nobelpreis für Medizin. Dendritische Zellen stehen »im Zentrum der Macht« bei der Regulation der Immunreaktion. Sie erkennen unterschiedliche gefährliche Erreger mit speziellen Rezeptoren (Toll-like-Rezeptoren) und steuern den weiteren Verlauf der Erregerabwehr.

EMA – European Medicines Agency, früher EMEA (European Medicines Evaluation Agency). Eine Behörde der Europäischen Kommission mit Sitz in London, die die Zulassung und Überwachung aller Arzneimittel in der EU regelt. Von 1995 bis 2010 dem EU-Kommissar für Industriepolitik unterstellt, jetzt beim Kommissar für Gesundheit angesiedelt. Immer wieder wurde die EMA heftig wegen ihrer Industrienähe kritisiert.

Impfschaden – durch eine Impfung verursachte gesundheitliche Schädigung, die dauerhaft sein kann. Wurde die Impfung öffentlich empfohlen, wird der Geschädigte vom Staat finanziell entschädigt. Diese Ansprüche sind allerdings in der Praxis für den Betroffenen oft schwer einzufordern, wenn die kausalen Zusammenhänge zwischen der Impfung und dem aufgetretenen Schaden nicht eindeutig zu belegen sind. Um Ansprüche bei einer vermuteten Impfschädigung geltend zu machen, müssen der Betroffene oder seine Angehörigen einen Antrag beim zuständigen Versorgungsamt stellen.

Infektionsschutzgesetz (IfSG) – das Infektionsschutzgesetz löste 2001 das Bundesseuchengesetz ab. Nach dem IfSG ist jeder Verdachtsfall einer Impfkomplikation meldepflichtig. Das ist leider in der Praxis bei den Ärzten noch nicht angekommen. Eine Impfpflicht gibt es derzeit nach dem IfSG nicht, so etwas könnte allerdings in bestimmten Gefahrensituationen angeordnet werden.

Lebendimpfstoff – hier wird ein Krankheitserreger (Virus oder Bakterium) so lange unter verschiedenen Bedingungen gezüchtet, bis eine weniger krank machende Variante durch Mutation entstanden ist. Dieser »attenuierte« Erreger wird als Impfstoff verabreicht, da noch immunologische Ähnlichkeit mit dem Original besteht. Lebendimpfstoffe brauchen keine Adjuvantien, da sie eine »echte« leichte Infektion verursachen. Allerdings ist die Dauer des erzeugten Schutzes nicht so intensiv und lang anhaltend wie nach der Originalinfektion. Die bekanntesten Lebendimpfstoffe sind die gegen Masern, Mumps, Röteln, Windpocken und der orale Polio-Impfstoff (Schluckimpfung), neu ist die Rotavirus-Lebendimpfung.

Lymphozyten – sie sind die wichtigste Zellfamilie der lernfähigen (adaptiven) Immunität. Grob unterscheidet man B-Lymphozyten (von *bone-marrow*, also Knochenmark) und T-Lymphozyten (von Thymus) durch den Ort, an dem die Zellen »immunologisch geprägt« werden. Die Lymphozyten sind in ein sehr komplexes Netzwerk eingebunden, das jede Immunreaktion reguliert. Durch eine Impfung aktivierte B-Lymphozyten produzieren die Antikörper, deren Menge (Titer) man dann im Serum des Geimpften messen kann.

Makrophagische Myofasziitis (MMF) – hinter dem kryptischen Namen steckt ein in Deutschland noch immer unbekanntes Krankheitsbild, das vor über zehn Jahren in Frankreich als Impfkomplikation entdeckt wurde. Durch aluminiumhaltige Impfstoffe entsteht bei den MMF-Patienten ein chronisches Schmerzsyndrom, das Muskeln und Gelenke betrifft und im Verlauf meist auch das Nervensystem schädigt. Die MMF ist Teil des von Shoenfeld 2010 etablierten ASIA-Syndroms.

Passive Impfung – darunter versteht man die Übertragung fertiger Antikörper als Medikament, am bekanntesten ist sie beim Tetanus. Man gewinnt Antikörper aus dem Blutserum geimpfter Spender, die man dann spritzt. Die passive Impfung wirkt innerhalb von Stunden, aber dafür auch nur wenige Wochen lang. Dann sind die übertragenen Antikörper wieder abgebaut.

Paul-Ehrlich-Institut (PEI) – das ist die deutsche Bundesoberbehörde für Impfstoffe und andere »biologische« Arzneimittel in Langen bei Frankfurt/M. Das PEI arbeitet bei Zulassung und Risikoüberwachung von Impfstoffen eng mit der EMA zusammen und hat zunehmend weniger Einfluss, wenn es um Fragen der Arzneimittelsicherheit geht.

Robert-Koch-Institut (RKI) – die Zentrale der »epidemiologischen« Gesundheitsforschung in Deutschland mit Sitz in Berlin. Das RKI zählt Fälle von Erkrankungen und ist bei der Infektions- und Seuchenabwehr eigentlich als Koordinator tätig, solange nicht jede Landesbehörde das macht, was sie für richtig hält.

Spontanerfassung – Verdachtsfälle unerwünschter Arzneimittelwirkungen werden von den Ärzten »spontan« an die Überwachungsbehörde gemeldet. Das ist die Methode, die zur Überwachung der Sicherheit von Impfstoffen in Deutschland und vielen anderen Ländern angewendet wird. Meldet ein Arzt einen solchen Verdachtsfall nicht, so kann er theoretisch Probleme bekommen, praktisch aber nicht. Sieht man als Arzt keinen Verdacht auf eine Impfkomplikation, so kann man auch nichts melden. Die Meldung ist recht aufwendig und wird nicht vergütet, zwei gute Gründe für die Ärzte, keine Meldung zu machen.

Ständige Impfkommission am Robert-Koch-Institut (STIKO) – das ist ein vom Bundesgesundheitsministerium nach nicht veröffentlichten Kriterien ausgewähltes 16-köpfiges Expertengremium, das die öffentlichen Impfempfehlungen erarbeitet. Diese werden dann von den Landesgesundheitsämtern in der Regel übernommen. Eine STIKO-Empfehlung wird als »medizinischer Standard« betrachtet, nach dem sich die Ärzte zu orientieren haben. Außerdem müssen die Krankenkassen die öffentlich empfohlenen Impfungen bezahlen. Eine STIKO-Empfehlung ist also für die Hersteller sehr wichtig, da sonst eine Impfung in Deutschland kaum zu vermarkten ist. Deshalb sind auch die STIKO-Mitglieder für die Hersteller sehr wichtig und daher auch die Listen der deklarierten Interessenkonflikte mancher STIKO-Mitglieder so umfangreich.

Thiomersal – ein quecksilberhaltiges Konservierungsmittel, das jahrzehntelang in inaktivierten Impfstoffen verwendet wurde. Die Substanz ist sehr giftig und spielt auch bei der Entstehung von Autoimmunerkrankungen eine Rolle.

Titer – gibt die Menge von spezifischen Antikörpern im Blutserum an (z.B. gegen Tetanus-Toxin oder Hepatitis-B-Oberflächenantigen) und dient als Hilfsgröße (Surrogatparameter) bei der Abschätzung des Impfschutzes. Hohe Antikörpertiter bedeuten langen Schutz.

Toxoid – Tetanus und Diphtherie sind ja eigentlich weniger Infektionen als Vergiftungen. Tetanospasmin und Diphtherie-Toxin sind für uns Menschen sehr giftige Stoffwechselprodukte der Erreger. Die Gifte (Toxine) werden durch eine spezielle Behandlung »entgiftet« und werden dann als Toxoide in den Tetanus- und Diphtherieimpfstoffen als Antigen verwendet.

Viren – sie befinden sich an der Grenze zwischen belebter und unbelebter Natur, besitzen ein Stück Erbinformation (DNA oder RNA) und brauchen zur Vermehrung den Zellapparat »echter« Lebewesen. Sie können vom Bakterium bis zum Menschen alles Lebendige infizieren und somit für ihre Reproduktion benutzen. Impfungen gegen virale Erkrankungen sind die gegen Hepatitis A und B, FSME, Polio, Masern, Mumps, Röteln, Windpocken, humane Papillomaviren, Grippe und Rotaviren.

Wichtige Websites

Zur weiteren Information eignen sich die folgenden Websites, die Informationen zum Thema Impfungen anbieten. Die Liste ist eine von mir getroffene Auswahl und erhebt keinen Anspruch auf Vollständigkeit. Die Inhalte geben natürlich den Standpunkt der betreffenden Autoren wieder und sind keineswegs immer mit meiner Auffassung identisch.

Ärzte für individuelle Impfentscheidung: *www.individuelle-impfentscheidung.de*
Hierbei handelt es sich um einen Verein um die Münchner Kinderärzte Martin Hirte und Steffen Raabe, der sorgfältig ausgewählte Informationen über Nutzen und Risiken von Impfungen sammelt, kommentiert und veröffentlicht.

Paul-Ehrlich-Institut: *www.pei.de*
Das Paul-Ehrlich-Institut wurde mit seinen Aufgaben ausführlich dargestellt. Auf der Website findet man unter »Pharmakovigilanz« auch die Datenbank über gemeldete Verdachtsfälle von Impfkomplikationen.

Robert-Koch-Institut: *www.rki.de*
Das Robert-Koch-Institut veröffentlicht die Daten zu Erkrankungen und deren Häufigkeit in Deutschland. Hier hat auch die STIKO ihr Büro und auf der Website kann man die Interessenkonflikte der STIKO-Mitglieder anschauen.

European Medicine Agency, EMA: *www.ema.europa.eu*
Die EMA veröffentlicht auf ihrer Website zu allen neu zugelassenen Impfstoffen in einer Zusammenfassung auch die von den Herstellern vorgelegten Studiendaten. Diese Berichte nennen sich European Assessment Reports (EPAR) und liegen leider nicht für alle Arzneimittel auf Deutsch vor. Hier findet man auch Studiendetails, z.B. was als Placebo verwendet wurde.

Literaturempfehlungen

Hier gilt natürlich das Gleiche wie für die Websites: Was in diesen Büchern steht, ist die Meinung des entsprechenden Autors. Das Lesen lohnt sich aber auf alle Fälle.

Bert Ehgartner: Lob der Krankheit. Warum es gesund ist, ab und zu krank zu sein, Bergisch Gladbach 2008
Unterhaltsame und gut verständliche Zusammenfassung zum Thema Immunologie und wie man viele Krankheiten aus dieser Perspektive zu bewerten hat.

Martin Hirte: Impfen Pro & Contra. Das Handbuch für die individuelle Impfentscheidung, München 2008
Der Klassiker für Eltern, die sich übers Impfen den Kopf zerbrechen. Ein wirklich gutes Buch, in dem die Vor- und Nachteile aller derzeit empfohlenen Impfungen gut verständlich dargestellt werden.

Graham S. Wilson: The Hazards of Immunization, Athlone 1967
Das Buch von Graham Wilson markiert einen Meilenstein, da zuvor eigentlich noch nie eine solche Zusammenfassung zur »dunklen« Seite des Impfens geschrieben worden war. Wilson schrieb dieses Buch erst, nachdem er keine akademischen »Ämter« mehr zu betreuen hatte und ihm ein Bekannter aus der pharmazeutischen Industrie umfangreiche Unterlagen über damals bekannte Zwischenfälle und Probleme zur Verfügung gestellt hatte. Das Buch wurde leider nie ins Deutsche übersetzt.

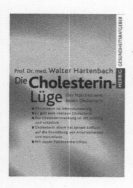

Die unterschätzte Gefahr

Nach neuesten Erkenntnissen sind dauerhafte Entzündungen hauptverantwortlich für zahlreiche Zivi-
lisationserkrankungen. Prof. Dr. Michaela Döll klärt
erstmals über die Zusammenhänge auf. Sie beantwortet,
was den Entzündungsstress auslöst und wie wir uns
durch die richtige Auswahl an Lebensmitteln und den
richtigen Lebensstil vor Krankheiten schützen und unsere Gesundheit erhalten können.

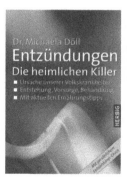

*Mit persönlichem
»Entzündungs-Check« und
Ernährungstipps*

Prof. Dr. Michaela Döll
Entzündungen
ISBN 978-3-7766-2436-6

HERBiG www.herbig-verlag.de

Prävention und Heilmethoden

Veränderungen der Schilddrüse wie Unterfunktion, Überfunktion, Morbus Hashimoto und Knoten sind weit verbreitet und nehmen zu. Dr. med. Berndt Rieger gibt wertvolle Tipps zur Prävention sowie zur sanften und effektiven Selbstbehandlung von ersten Schilddrüsenstörungen. Zudem nennt er alle wichtigen schulmedizinischen Therapien bei schweren Erkrankungen – und was jeder selbst begleitend tun kann.

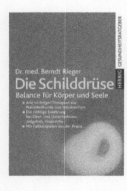

Ein umfassender Ratgeber, der Mut macht, die zahlreichen Möglichkeiten zur Selbsthilfe zu nutzen.

Dr. med. Berndt Rieger
Die Schilddrüse

ISBN 978-3-7766-2545-5

HERBiG www.herbig-verlag.de

Neue Therapieansätze

Morbus Basedow und Hashimoto-Thyreoiditis lassen sich mit einer ganzheitlichen Therapie gut und effektiv behandeln und in vielen Fällen sogar heilen. Berndt Rieger stellt neben schulmedizinischen Behandlungsmöglichkeiten seine erfolgreich erprobte Therapieform vor, die herkömmliche Ansätze mit Homöopathie, Schüßler-Salzen und Phytotherapie kombiniert.

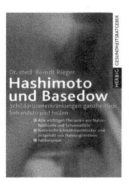

Ein ganzheitlicher Ratgeber mit vielen Fallbeispielen und Tipps zur Eigenbehandlung bei Schilddrüsenerkrankungen.

Dr. med. Berndt Rieger
Hashimoto und Basedow

ISBN 978-3-7766-2687-2

HERBiG www.herbig-verlag.de